U0199942

前列腺液细胞学图谱

主 审 曹兴午

主 编 段爱军 闫立志 袁长巍

科学出版社

北 京

内 容 简 介

本书共5章，作者结合丰富的临床经验，精选了600余幅典型细胞图片，采用不同的制片方法和多种染色技术，详细介绍了前列腺液中各种有形成分的形态特征及临床意义。书中的经典临床案例将理论与实践有机结合，使本书更具实用性，对于前列腺液细胞学领域的学术研究和临床实践具有重要意义。本书图文并茂，内容翔实，可以为临床医师在前列腺疾病的诊疗过程中提供有力的参考依据，对于细胞形态初学者和医学检验人员来说，也是一本极为实用的参考书，同时还可以作为各级医学院校相关专业的辅助教材。

图书在版编目 (CIP) 数据

前列腺液细胞学图谱/段爱军，闫立志，袁长巍主编.—北京：科学出版社，2023.9
　ISBN 978-7-03-076270-2

　Ⅰ.①前… Ⅱ.①段… ②闫… ③袁… Ⅲ.①前列腺疾病－细胞诊断－图谱 Ⅳ.① R697-64

中国国家版本馆 CIP 数据核字（2023）第 162419 号

责任编辑：程晓红／责任校对：张　娟
责任印制：赵　博／封面设计：吴朝洪

科 学 出 版 社 出版
北京东黄城根北街 16 号
邮政编码：100717
http://www.sciencep.com

三河市春园印刷有限公司　印刷
科学出版社发行　各地新华书店经销
*
2023 年 9 月第 一 版　开本：787×1092　1/16
2023 年 9 月第一次印刷　印张：12 1/4
字数：287 000
定价：128.00 元
（如有印装质量问题，我社负责调换）

编者名单

主　审　曹兴午
主　编　段爱军　闫立志　袁长巍
副主编　王　迪　张春莹　康丽霞　田　毅　高菊兴　樊爱琳
编　者　（按姓氏笔画排序）

马　爽　广州市花都区妇幼保健院（胡忠医院）

王　迪　复旦大学附属华山医院

王凡平　新乡医学院

王红群　蚌埠市第三人民医院

亓　涛　南方医科大学南方医院

田　毅　郑州大学第一附属医院

司徒博　南方医科大学南方医院

华　星　安康市中心医院

刘超群　金华职业技术学院

闫立志　南方医科大学南方医院

李国华　山西省人民医院

李京红　郑州大学第一附属医院

张　博　中国人民解放军陆军第八十三集团军医院

张军格　象山县红十字台胞医院

张纪云　山东医学高等专科学校

张春莹　四川大学华西医院

陈　丽　东莞市厚街医院

林宛颖　南方医科大学南方医院

赵春景　西安秦皇医院

段爱军　河南信合医院

袁长巍　北京美中宜和北三环妇儿医院

高　洋　包头市肿瘤医院

高菊兴　临沂市人民医院

曹　喻　遵义医科大学附属医院

曹兴午　中日友好医院

曹楠楠　广州中医药大学第二附属医院

康丽霞　新乡医学院第三附属医院

章海斌　南昌大学第二附属医院

梁　勤　甘肃省中医院

管凤刚　河南信合医院

樊爱琳　西安秦皇医院

序 一

继《体液细胞学图谱》出版后，段爱军主任和多位老师又开始编写第二本体液细胞图谱——《前列腺液细胞学图谱》，敬佩之心油然而生。段爱军主任一直辛勤耕耘在临床一线，关注和热爱体液细胞检验，真正急临床所急，积极开展体液细胞图文报告，在做好行政管理的同时，做好细胞技术的研究攻关和推广，为临床解决了大量疑难病例，其团队的体液细胞学课题荣获河南省科技进步奖。《前列腺液细胞学图谱》一书得到曹兴午前辈的精心指导，加上袁长巍老师和闫立志教授两位年轻专家助阵，使这个编写团队更具有雄厚的技术实力。今天有幸在第一时间看到图谱并受邀写序，非常高兴，也非常愿意将该书推荐给各位读者。

前列腺液常规检查可为临床诊断前列腺疾病提供重要诊断依据，但目前的实验室对前列腺液检查比较简单，细胞识别错误率或漏检率高，而且前列腺相关疾病的文献报道多从病理角度强调脱落细胞学的临床应用价值，前列腺液常规细胞学检验方面的参考资料很少。段爱军主任根据几十年工作经验，组织并编写该书，这种宝贵经验的分享一定会深受广大读者的喜爱。

该书分为五章，从多个角度介绍前列腺液细胞学检查的制片技术和染色技术，详细介绍前列腺液标本中可能出现的各种细胞、微生物、淀粉样小体、结晶、肿瘤细胞及精子等的形态特征与变化。图片典型、清晰，文字描述简明扼要，实用性和可操作性强，会让大家对前列腺液细胞形态学检验有一个全新认识。该书是一本检验科必备的工具书，也是各医学院校临床检验医学及相关专业的学生和教学人员的良好辅助教材。

相信该书的出版必将提升国内前列腺液细胞学检查的技术水平和诊断水平，充实和完善临床体液形态检验与诊断的内涵，也一定能为促进和推动我国体液细胞学检验技术的全面发展做出贡献，所以也以此文向段爱军主任及其编写团队表示感谢。

吴茅

浙江省人民医院

2023年1月30日

序 二

得知段爱军主任和多位从事该专业的老师正在编著《前列腺液细胞学图谱》的消息，非常高兴。在段主任的邀请下，欣然命笔，为这本著作作序，是一件非常愉快的事情。

前列腺液是男性体内一种独特的分泌液体，是精液重要的组成成分，其内包含酶类、无机离子、免疫物质和一些有形成分。前列腺具有内外分泌功能，在维持精液pH、参与精子能量代谢、精子运输、抑制细菌生长和促进精液液化方面具有重要作用，在男性生殖系统疾病，特别是前列腺疾病和性传播疾病等方面都有重要意义。前列腺液样本一般由临床医师经前列腺按摩术进行采集，其标本的质量与最终的检查结果息息相关，因此这一关键环节需要对男科医师和泌尿科医师进行反复宣传和强调。前列腺液检验的理学和显微镜检查多以非染色法进行，既缺乏自动化设备，也缺乏规范的检验流程，甚至缺乏相应的图谱教材，对显微镜下的细胞形态学也知之甚少。对于前列腺液常规涂片显微镜检查，目前大多数检验人只关注湿片镜检，对于标本中异常细胞或肿瘤细胞、结晶、病原体一般不关注，因为不熟悉、不认识、不关注就很容易让它们从显微镜下"溜走"，特别是在未染色的情况下更易遗漏。

前列腺液检验的培训和教育往往首先来自学校简短的教材〔查阅《临床检验基础（第5版）》本科教材，前列腺液检验部分仅有2个页面〕，其次来自所在医院老师的现场指导，其他学习渠道很少。国外几部尿液及体液显微镜检查图谱相关专著中或不包含或仅含少量相关内容，国内出版的显微镜检查书籍中有关前列腺液检验部分的内容也非常少，没有专门的著作和图谱。段爱军主任等主编的这部专著填补了国内在前列腺液细胞学检验领域的空白，书中所有图片均由段主任团队及检验同行提供，都是在临床实际工作中积累的案例。本书理论与实践相结合，图片清晰，文字简明扼要，通俗易懂，特别适合从事前列腺液细胞形态学检验的同行借鉴。本书将基本解决从事相关检验工作人员的疑问，是一本非常有价值的案头参考书，堪称前列腺液细胞形态学图谱字典。

以前阅读过段主任的《体液细胞学图谱》并为之作序，今天再次提笔为她的新书作序，本人感到非常荣幸。段主任在检验形态学领域颇有建树，她在尿液、体液、粪便寄生虫等多个领域专攻形态学检验，一专多能，这些著作充分展示了她的能力。她平时给大家分享各种经典显微镜图像和发现，并一一标注，珍藏有许多非常具有学术性和艺术性的图片，令人眼界大开，既学习了专业知识，还得到了显微镜下的艺术享受，这说明她对专业的深耕和热爱，也投射出她的专业水平和技能，值得同行们学习。

　　预祝段主任的新书早日出版，取得更多的成就。

北京协和医院

2023 年 2 月 8 日

序 三

前列腺液常规检查是各医院均可开展的常规检验项目，但也是临床检验基础中较为薄弱的一个项目。多数医院的前列腺液常规检查仅包含外观和常规湿片镜检，定性或半定量报告高倍镜下所见的前列腺小体、白细胞、红细胞及有无淀粉样小体等简单的几个项目，其他有形成分无法在报告单中体现出来。

目前全国的体液常规细胞学检查越来越受到重视，体液标本经离心、涂片和染色后，细胞形态完整、结构清晰，其他有形成分（如细菌、真菌等）着色明显，易于识别。前列腺液标本作为体液标本的一种类型，其有形成分也可通过细胞学检查进行鉴别，前列腺液细胞学检查具有操作简便、直观等优点，是临床检验中具有重要价值的检查技术，但目前国内尚缺乏关于前列腺液细胞形态学检查的参考资料或相关书籍。

《前列腺液细胞学图谱》凝聚了多位主编和各参编专家的心血，他们在日常工作中积累了丰富经验，收集了大量清晰的图片，包括一些罕见病例及图片，并从万余幅图片中精选出600余幅典型图片，精心总结并撰写该书。此外，书中还阐述了前列腺液细胞学相关的理论知识，如前列腺液细胞学概述、前列腺组织解剖结构及生理功能；通过图文并茂的形式介绍了前列腺液细胞学不同制片方法和多种染色技术，如薄片法、厚片法、细胞涂片离心法等，除经典的瑞-吉染色外，书中还介绍了巴氏染色、HE染色（苏木精-伊红染色）、革兰染色、抗酸染色、过氧化物酶染色、糖原染色等，以综合鉴定前列腺液标本中的有形成分，有利于有形成分形态的识别。

段爱军主任组织编写的《前列腺液细胞学图谱》填补了国内相关领域的空白，旨在为广大细胞形态学爱好者提供借鉴、范例和参照标准，从而更好地为临床服务。该书也是临床检验领域急需的图谱，可操作性和实用性较强，适用于各级医疗机构和检验科的一线临床检验专业技术人员，也适用于相关专业的教学人员，有助于提升检验人员对前列腺液细胞形态的诊断水平，发挥前列腺液细胞形态学的临床应用价值，更好地辅助临床诊断前列腺良性和恶性疾病。

龚道元

佛山科学技术学院医学院

2023年2月8日

前　言

体液细胞形态学检查在临床疾病诊断中有着重要的临床意义。近年来，随着体液细胞形态学在全国的广泛推广，临床医师和检验人员对浆膜腔积液、脑脊液、肺泡灌洗液等多种体液细胞形态有了充分的认识和了解。借助互联网信息化交流和各种细胞形态培训班，检验人员的形态学诊断水平逐渐提高。然而，前列腺液作为一种特殊的体液标本，目前多数实验室只做常规湿片镜检，仅粗略报告显微镜下所见的前列腺小体、白细胞和红细胞，已远远不能满足当前的临床诊疗需求。

传统的前列腺液常规检查忽略了许多重要的有形成分，如病原微生物、淀粉样小体、结晶、异常细胞等，而这些成分同样有诊断价值。随着制片和染色技术的不断改进，染色后的前列腺液有形成分检查弥补了湿片检查的不足，可以为前列腺炎、性传播疾病、前列腺囊肿、前列腺结石、前列腺腺管阻塞、前列腺肿瘤等疾病的诊断、鉴别诊断、疗效观察和预后评估等提供更精准的证据。掌握前列腺液细胞形态学特征，结合病情变化，提供准确的诊断依据，是检验人员必备的能力，但目前相关参考书籍较少且不全面，《前列腺液细胞学图谱》一书正是在此背景下编写而成，本书通过介绍前列腺液细胞学多种制片方法和染色技术，全面展示了各种前列腺液中的有形成分以及染色特点，为初学者和医务人员鉴别前列腺液细胞及各类有形成分提供参考和指导。

《前列腺液细胞学图谱》一书共五章，包括前列腺液细胞学概述、前列腺液检查及质量控制、前列腺液脱落细胞形态学、前列腺肿瘤细胞学及临床案例分析。书中的所有图片均来自临床实际案例，编者从万余幅图片中精选出600余幅典型图片，每幅图片清晰，描述简明扼要，图文并茂，通俗易懂。本书还收集了一些罕见病例的细胞、淀粉样小体、病原微生物和结晶图片。书中介绍的多种简便、快捷的制片和染色方法，具有较强的实用性。本书将实践操作和图谱结合，旨在为广大医务人员提供一本实用的参考书，也可作为各级医学院校临床医学及相关专业的学生、教职人员专业教材的辅助用书。

本书是我国第一部关于前列腺液细胞学检验诊断图谱，编写有一定难度和挑战性，在编写过程中得到诸位领导、前辈和检验同行的关心指导和帮助。特别感谢引领国内研究精液脱落细胞学与睾丸组织病理学、前列腺液与脱落细胞学的技术权威专家曹兴午教授担任全书主审，感谢闫立志教授和袁长巍老师为本书做了精细、严谨的指导。感谢北京协和医院张时民教授、浙江省人民医院吴茅教授以及佛山科学技术学院医学院龚道元教授在百忙之中为本书写序。感谢君安细胞平台积极推广前列腺液细胞学，感谢各位专家和老师毫不保留地分享病例图片，感谢编者团队老师们的辛勤付出，在此一并致谢！

　　由于编者能力有限，书中难免存在诸多不足之处，恳请广大读者和各位专家不吝赐教！

2023 年 1 月 8 日

目　录

第一章

概　述

第一节　前列腺液检验基础知识

一、前列腺液检验

前列腺液（prostatic fluid）是由前列腺分泌的不透明淡乳白色液体，分泌受雄激素的控制，每日分泌量为0.5～2ml。前列腺液是精液的重要组成部分，占精液的30%，主要成分包括酶类、无机离子、免疫物质和一些有形成分等。前列腺液能维持精液适当的pH、参与精子能量代谢、抑制细菌生长、促使精液液化。前列腺液中蛋白质的含量很少，主要含有高浓度的锌离子、酸性磷酸酶、蛋白水解酶、纤维蛋白酶、精胺、脂族多肽等。其中蛋白水解酶和纤维蛋白酶有促进精液液化的作用。而检测酸性磷酸酶和枸橼酸，可判断前列腺功能及有无癌变。

前列腺液检验包括前列腺液的理学检查、显微镜检查及细胞学检查。前列腺液理学检查主要包括颜色、透明度、量和pH。前列腺液显微镜检查采用非染色直接涂片法进行湿片镜检。取前列腺液1滴直接滴于载玻片上，然后置于高倍镜下观察前列腺小体、前列腺颗粒细胞和淀粉样小体等有形成分。前列腺液细胞学检查有助于前列腺疾病、增生性前列腺疾病及其他前列腺疾病的辅助诊断。对慢性前列腺炎而言，目前临床上尚无理想的特异性诊断指标。通过对前列腺液进行分析，为前列腺炎的诊断、治疗及预后判断提供一定的参考价值。虽然前列腺液传统检查项目受到了质疑，但由于其相对无创、易于判断，仍在临床广泛应用。

二、前列腺液细胞学发展历史

回顾前列腺液细胞学发展历史，早在1871年，Thompson就提出泌尿生殖系统疾病细胞学，并在膀胱和前列腺癌患者的尿液中，用显微镜发现了肿瘤细胞。Mulholland于1931年在尿液中发现并详细描述了来自前列腺的恶性肿瘤细胞。然而在1945年，Papanicolaou认为仅依据尿液细胞形态学特征难以诊断前列腺恶性肿瘤，因此提出尿液并不是诊断前列腺肿瘤的理想样本。1947年，Herbut和Lubin在回顾前列腺癌的组织学诊断时，将前列腺按摩后获得的前列腺液细胞学与组织病理切片进行了比较，首次提出前列腺液细胞学对辅助诊断前列腺肿瘤具有较大的价值。1951年，Peters等对前列腺液涂片的细胞学进行了进一步观察，并充分讨论了前列腺按摩的方法、前列腺液污染细胞的形态特征。Fergusson和Gibson在1956年详细介绍了前列腺液获取的方式、涂片的制备及染色方式等，并初步描述了前列腺液中正常前列腺细胞的形态及污染细胞的形态，介绍了雌激素治疗前列腺癌对糖原细胞及鳞状上皮细胞形态的影响。1964年，Mason对手术切除的前列腺腺体进行直接印片镜检，并与前列腺液标本进行配对研究，发现对于前列腺良性疾病，通过按摩获得的前列腺液涂片中的细胞类型与前列腺切除术标本中直接获得的印片细胞学类型一致；而对于前列腺肿瘤性疾病，两者的一致性较差，表明前列腺液细胞学对于良性前列腺疾病的诊断具有更大的价值，而对于前列腺肿瘤的诊断，该方法并不能代替组织病理检验。

除组织病理检验及细胞学检验辅助前列腺肿瘤诊断外，一些非创伤性的检测手段，特别是生物标志物检测对前列腺肿瘤的筛查和诊断有重要意义。经直肠超声检查（transrectal ultrasonography，TRUS）是使用超声检查探头经肛门进入直肠腔内，然后对前列腺、精囊和膀胱进行检查的方法，也可用来引导前列腺穿刺活检，其在临床广泛应用，对前列腺肿瘤的诊断和分期具有较大的价值。1979年Wang MC等首次纯化了前列腺特异性抗原（prostate specific antigen，PSA），并证实PSA可作为前列腺癌的筛查手段。1987年Thomas等报道了PSA对前列腺癌的诊断价值，此研究刊登于 *The New England Journal of Medicine*，此后PSA成为前列腺癌筛查与诊断最重要的血清学标志物之一，并具有划时代的意义。

目前经直肠超声、前列腺磁共振、血清PSA及直肠超声引导下穿刺活检等检查方法已成为临床诊断前列腺肿瘤最主要的手段。前列腺液细胞学作为无创的检查方法，具有操作简单、报告周期短、经济实用等特点，在鉴别前列腺良、恶性疾病方面，依然具有较高的诊断效能。

三、前列腺液检验的临床意义

（一）前列腺液常规检验的临床意义

1.前列腺炎诊断　评估前列腺液颜色、透明度、量、pH及有形成分变化，对前列腺炎诊断、鉴别诊断具有重要的临床意义。

2.前列腺脓肿、前列腺结核的辅助诊断和疗效观察　前列腺液常规显微镜镜检是一种非染色的检测方法，其报告时间短，目前在泌尿外科门诊患者中的应用较为广泛，可用于前列腺脓肿、前列腺结核等疾病的辅助诊断和疗效观察。

（二）前列腺液细胞学检查的临床意义

（1）前列腺液细胞学检查可将有核细胞明确分类，有助于感染性前列腺疾病（细菌性前列腺炎、真菌性前列腺炎、寄生虫性前列腺炎）、增生性前列腺疾病、前列腺结石、前列腺出血等疾病的诊断。

（2）前列腺液细胞学检查细菌、真菌、寄生虫、结晶等直观、快速。而且，前列腺液细胞学检验结合微生物培养具有诊断性的价值。

（3）在前列腺液中也能观察到前列腺结石成分，如前列腺类管型和淀粉样小体等，前列腺液细胞学也可作为一种无创检测手段，辅助前列腺结石的诊断和监测。

（4）在前列腺肿瘤诊断方面，前列腺液细胞学检查有一定的假阴性，但对于良性疾病，特别是前列腺炎等感染性疾病等具有更高的诊断价值。

第二节 前列腺解剖结构、组织学及生理功能

一、前列腺解剖结构

（一）形态与毗邻

前列腺（prostate）是呈倒置栗形的实质性器官，质硬、色淡红，重约18g，上下（垂直径）约3cm，左右（横径）约4cm，前后（前后径）约2cm。前列腺由腺实质结构和弹性纤维、平滑肌纤维等间质组织组成，表面有被膜形成的筋膜鞘包裹，称前列腺囊；后者与腺实质之间分布着前列腺静脉丛。前列腺的分泌物是精液的主要组成部分。

前列腺自上而下等分为3部分，即前列腺底部、中部和尖部。前列腺底部宽大，上接膀胱颈部，前面有尿道穿过，后面则有双侧射精管向前下穿入。前列腺尖部是前列腺下1/3的尖细部分，位于尿生殖膈上面，尿道从前列腺尖部穿出。底部与尖部之间为前列腺中部，也有人称其为前列腺体。

前列腺属于腹膜外器官，位于耻骨联合后、直肠前、膀胱颈与尿生殖膈之间，有前面、后面和两外侧面。前列腺前面窄而钝圆，耻骨前列腺韧带（puboprostatic ligament）将前列腺筋膜（鞘）与耻骨后面相连；前列腺后面宽而平坦，其正中有一条纵行的沟，称前列腺沟（sulcus of prostate），借直肠膀胱隔与直肠壶腹毗邻（图1-1）。直肠指诊时，可扪及前列腺的大小、形态、硬度及前列腺沟；前列腺增生时，此沟消失。前列腺的前外侧面与盆壁软组织如肛提肌、闭孔内肌等相邻。在膀胱底的后面，有位于外侧的精囊输出管与内侧的输精管壶腹末端汇合形成射精管，后者自前下穿入前列腺实质，并开口于尿道前列腺部后壁的精阜上。前列腺的输出管开口于尿道前列腺部后壁尿道嵴两侧。

尿道前列腺部贯穿前列腺全长，长约3cm，尿道的被覆移行上皮可延伸到前列腺导

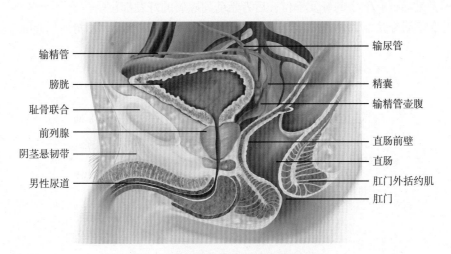

输精管 —— 输尿管
膀胱 —— 精囊
耻骨联合 —— 输精管壶腹
前列腺 —— 直肠前壁
阴茎悬韧带 —— 直肠
男性尿道 —— 肛门外括约肌
—— 肛门

图1-1 前列腺与周围器官毗邻示意图

管中。尿道前列腺部的管壁被内层的纵行及外层的环形平滑肌层包绕。尿道嵴起自后中线贯穿该部全长，在尿道外括约肌处消失。在尿道嵴的两侧形成两条深入前列腺组织的沟，所有的前列腺导管均开口于此。在尿道嵴的中点，尿道向前形成35°左右的角度，但不同人这一角度可成0°～90°。该角度将尿道前列腺部分为近段（前列腺前部）和远段（前列腺部），两者的功能及解剖结构都有所不同。这些腺体占前列腺腺体的比例不到1%，是老年人良性前列腺增生好发部位。

尿道前列腺部后壁有一纵行隆起，称为尿道嵴（urethral crest），嵴中部隆起增宽增高形成精阜（seminal colliculus）。在精阜的顶端可见前列腺囊的裂隙状开口，在膀胱镜检查时可以观察到。前列腺囊是直径6mm的米勒管的残存小囊，并向上和向后伸入前列腺实质内。若男性外生殖器发育不良，前列腺囊可形成较大的憩室挤压前列腺实质。在前列腺囊开口的两侧可以找到两个较小的射精管开口。前列腺底部与膀胱颈紧密衔接，射精管在此处进入前列腺，穿行于前列腺的射精管沿尿道前列腺部远段走行约2cm，该部周围包绕着平滑肌。

（二）分叶及分区

1.解剖分区法（少用） 按前列腺解剖结构将腺体分为五叶：前叶、中叶、后叶和两个侧叶（图1-2）。前叶很小，位于尿道前方和左、右侧叶之间；中叶呈楔形，位于尿道和射精管之间；左、右侧叶占据前列腺外侧份，位于尿道、中叶和前叶两侧；后叶占据前列腺后份，在后方遮盖了中叶和侧叶，是前列腺肿瘤的易发部位。

小儿的前列腺较小，腺部不明显，青春期时前列腺迅速生长发育成熟，中年以后腺部逐渐退化，结缔组织增生，常形成老年性前列腺增生。前列腺增生多发生在中叶和侧叶，压迫尿道，造成排尿困难甚至尿潴留。

在临床上，前列腺常被分为两侧叶（直肠指诊时可以触及的中央沟分开）及中叶（在老年人中常突入膀胱）。从组织学角度来看，这些叶在正常的前列腺中并不存在，通常是在前列腺增生时移行带向两侧增生和尿道周围的腺体增生时出现的。

2.内外腺划分法 按前列腺的腺体对性激素的敏感性将其分为内腺和外腺两组带区。前者是前列腺增生的好发部位，后者是前列腺癌的好发部位。

3.区带划分法 20世纪60年代以前，前列腺解剖学基于前列腺分叶。John McNeal

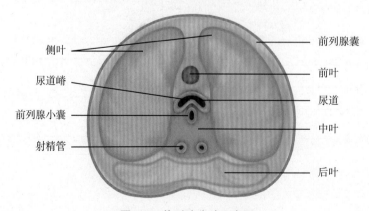

图1-2 前列腺分叶示意图

开创了前列腺解剖分带，包括外周带（peripheral zone，PZ）、中央带（central zone，CZ）、移行带（transition zone，TZ）和前纤维肌肉基质带（anterior fibrous muscle matrix，AFMS）（图1-3），各区带法划分及特征见表1-1。

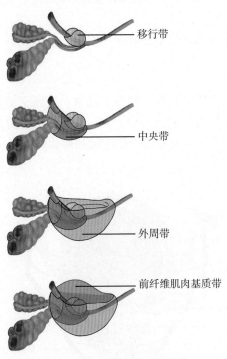

图1-3 前列腺区带示意图

表1-1 前列腺区带划分法及特性

区带	特性
前纤维肌肉基质带	由平滑肌与纤维混合形成，无腺体成分
外周带	前列腺的最大区域，占腺体的70%，癌的好发部位
中央带	占腺体的25%，包绕射精管，可能来源于沃尔夫（Wolffian）管
移行带	最小区域，围绕尿道尖部与括约肌，占腺体的5%，良性前列腺增生（benign prostatic hyperplasia，BPH）的好发部位

　　移行带位于精阜上方的近段前列腺尿道周围组织，在前列腺前尿道及尿道分界的夹角处，移行带的导管通过外括约肌的下面，走行在其后外侧。正常情况下，移行带占前列腺腺体的5%～10%。在前列腺增生时，由于移行带增大，将这层纤维肌肉层挤压形成外科包膜，在前列腺剜除术时可以观察到这一层次，约有20%的前列腺癌发生于移行带。

　　中央带位于精阜平面以上、近段前列腺尿道的后方、两侧射精管之间，射精管通入中央带。前列腺中央带是扁锥形腺体组织，围绕射精管，在前列腺底部突出，其尖端位于精阜，占年轻成人前列腺的25%，35岁后中央带体积逐渐减小。有1%～5%的前列腺癌发生在中央带，邻近区域的前列腺癌也可侵及中央带。

外周带是前列腺的主要腺体成分，约占腺体组织的70%。外周带主要位于前列腺的后下侧，包绕前列腺的后面及两侧，上起前列腺底部后缘，下至前列腺膜尖部，为前列腺癌的好发部位。

前纤维肌肉基质带是前列腺的主要非腺体组织，由平滑肌与纤维混合形成。

（三）血液供应

前列腺的血液供应来自髂内动脉、膀胱下动脉、直肠下动脉、输精管动脉和脐动脉等。在动脉近前列腺处分为两支主干（图1-4）。前列腺包膜的动脉是前列腺动脉的二级分支。此动脉发出少数小分支，向前走行供应前列腺包膜。

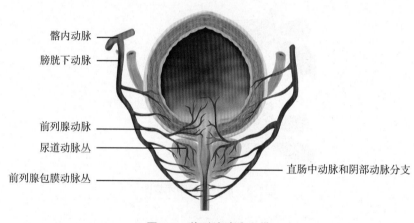

图1-4　前列腺动脉血供

二、前列腺组织学

（一）前列腺的组织结构

前列腺由70%的腺体结构和30%的纤维肌肉间质组成。间质与前列腺包膜相连，主要由胶原和丰富的平滑肌组成，间质包绕并深入腺体之间。当射精时，间质收缩将前列腺液排到尿道中。通常前列腺腺体为管泡状结构，分支相对简单，表面被覆立方上皮或柱状上皮。在分泌细胞之间散在分布着神经内分泌细胞，但功能不清。每个腺泡的上皮细胞下方是扁平状的基底细胞，基底细胞被认为是分泌上皮的干细胞。

前列腺环绕于尿道起始段。前列腺的被膜与支架组织均由富含弹性纤维和平滑肌纤维的结缔组织组成。腺实质由30～50个复管泡状腺组成，其导管有15～30条，开口于尿道前列腺部精阜的两侧。腺实质可分为3个带：黏膜腺（又称尿道周带），最小，位于尿道黏膜内；黏膜下腺（又称内带），位于黏膜下层；主腺（又称外带），包在尿道的外围，构成前列腺的大部分。前列腺有胶原、弹性蛋白及较多的平滑肌组成的包膜。在显微镜下，发自前列腺后面包膜的平滑肌与迪氏筋膜相混合。迪氏筋膜与直肠之间是疏松纤细的组织。位于前列腺的前侧及前外侧面的包膜与盆底筋膜的脏层相延续。前列腺尖部耻骨前列腺韧带将前列腺固定于耻骨。

前列腺两侧固定于肛提肌的耻骨尾端并被覆盆底筋膜。在盆底筋膜壁层与脏层以下，盆腔筋膜与前列腺包膜分开，疏松的脂肪组织和背深静脉丛向两侧的分支位于二者的空间中。

前列腺尖部与尿道外括约肌相延续。从组织学上来看，正常的前列腺腺体可以延伸至外括约肌内，但是没有进入纤维肌肉基质或被膜内。在前列腺基底部，逼尿肌外层的纵行纤维与前列腺包膜的肌纤维组织融合在一起。

前列腺的腺泡腔较大，腺上皮由单层立方、单层柱状及假复层柱状上皮交错构成，故腺腔很不规则。腺腔中可见由分泌物浓缩形成的圆形嗜酸性板层状小体，称为前列腺凝固体（prostatic concretion），其数量随年龄增长而增多，甚至钙化形成前列腺结石。自青春期起，前列腺在雄激素的刺激下分泌物增多，分泌物为稀薄的乳白色液体，富含酸性磷酸酶和纤维蛋白溶酶，以及枸橼酸和锌等物质，对精子的液化有重要作用。老年时，雄激素分泌减少，腺组织逐渐萎缩。而有些老年人则可发生前列腺增生（多因黏膜腺和黏膜下腺增生所致），压迫尿道，前列腺癌主要发生在前列腺的外带。

（二）前列腺的细胞类型

前列腺的细胞类型见表1-2及图1-5。

表1-2 前列腺的细胞类型及其特征

细胞类型		特征
上皮细胞	基底细胞	富含角蛋白（4、5、6型）的多能细胞，＜上皮细胞数量的10%
	一过性增殖细胞	具备角蛋白生物谱特性
	柱状分泌细胞	最终分化细胞，无分裂，富含磷酸和PSA，高20μm，主要细胞成分为角蛋白8、18、19型
	神经内分泌细胞	富含血清素
间质细胞	平滑肌细胞	富含肌动蛋白、肌球蛋白
	成纤维细胞	富含波形蛋白，与纤维结合素相关
	血管内皮细胞	与纤维结合素相关，碱性磷酸酶阳性

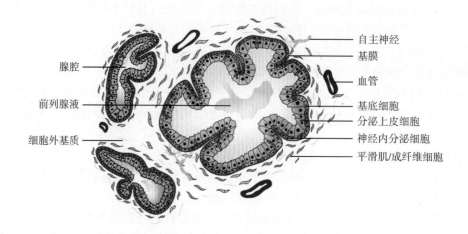

自主神经
基膜
血管
基底细胞
分泌上皮细胞
神经内分泌细胞
平滑肌/成纤维细胞

腺腔
前列腺液
细胞外基质

图1-5　前列腺细胞类型

　　人类前列腺组织包含两种主要细胞类型，即上皮细胞和间质细胞。前列腺上皮细胞包括干细胞、基底细胞、一过性增殖细胞、神经内分泌细胞，以及最终分化完全的柱状上皮细胞。前列腺间质成分在结构上起支持作用，其主要包括结缔组织、平滑肌细胞、成纤维细胞和血管内皮细胞。

　　在大多数腺体中，有一组相对稳定的细胞处于干细胞和增殖速度较快的一过性增殖细胞之间，这些细胞最终完全分化后演变成代谢活跃的分泌细胞。尽管细胞代谢活跃，但细胞复制过程一旦受限，则称为老化；一旦启动不可逆的程序性细胞死亡过程，则称为凋亡。老化、凋亡及细胞复制都是正常的生理过程。这些过程中出现细胞调节异常则会导致增生或新事物的出现。

　　1.基底细胞　与分泌性上皮细胞相比，基底细胞体积较小，具有低分化指数，并且数量较少，约占所有细胞总量的10%。基底细胞位于基底膜和高柱状上皮细胞之间，表达角蛋白5、14和15型，而柱状上皮细胞则表达角蛋白8和18型。基底细胞可以表现为胞质成分较少、染色质浓聚的扁平状小细胞形态，也可以表现为胞质成分较多、染色质无浓聚的柱状细胞形态。有证据显示许多肿瘤可以表现为基底细胞疾病的特性，因此了解基底细胞的生物特性十分重要。基底细胞低分化、细胞增殖指数较低（约1%），并且几乎不具有分泌功能。植物凝集素曾被作为细胞标志物用于区别基底细胞和上皮细胞。众多研究者已经发现基底干细胞样细胞在正常及病态前列腺组织中的分子特性。许多研究也证实了前列腺特异干细胞的生物标志物，包括前列腺干细胞抗原（prostate stem cell antigen，PSCA）、干细胞抗原1（stem cell antigen 1，SCA-1）、α_6整合素、$\alpha_2\beta_1$整合素、$p27^{Kipl}$、角蛋白5型和14型，端粒酶pp32、p63，GSTpi、聚集素（CD133）及B淋巴细胞瘤-2基因（B-cell lymphoma-2，Bcl-2）等。

　　2.一过性增殖细胞　这些细胞位于上皮成分的基底层，其作为中间细胞介于未分化的干细胞和无增殖的基底层之间。根据干细胞、一过性增殖细胞、中间细胞有限的生存周期（7～10代）和Ki-67检测的高细胞增殖率（约65%）的特性，该类细胞对雄激素受体表达阴性，同时具备高分子的角蛋白5、14型及角蛋白8、18型，这些是已分化的分泌性前列腺上皮细胞的生物标志物。

3. 柱状分泌细胞　是前列腺已经结束分化并且具有低增殖指数的高柱状分泌性上皮细胞。通过细胞的形态特征，以及丰富的分泌颗粒和酶能够容易地区分这些细胞。这些分泌细胞富含PSA、酸性磷酸酶、雄激素受体、亮氨酸肽酶，以及15-脂氧合酶2和角蛋白（8、19型）。这些高柱状的分泌细胞通过细胞黏附分子相互紧密排列，细胞的尖端部分凸入腺腔内，基底部分通过整合素受体与基底膜相连。细胞核位于细胞基底并且位于高尔基体的下方，细胞的上部主要包含分泌颗粒和酶。在这些分泌细胞之间还有两类重要的细胞，即神经内分泌细胞和一过性增殖细胞。

4. 神经内分泌细胞　正常前列腺中，神经内分泌细胞位于大量腺上皮细胞中，具有上皮性、神经性和内分泌性，该类细胞散在分布于整个腺体，但最常见于尿道旁腺管和精阜。前列腺中有两种类型的神经内分泌细胞：第一种是开放性细胞，具有特殊的微绒毛伸入腺腔内；第二种是闭合性细胞，具有长的树突样结构，与上皮细胞及与传入传出神经密切相关的基底细胞相连。神经内分泌细胞是分化完全的细胞（即无增殖能力），不表达雄激素受体、PSA及Bcl-2，可分泌许多具有生物活性的大分子，如5-羟色胺、铃蟾肽、神经元特异性烯醇化酶、降钙素基因相关肽家族、促甲状腺激素样多肽、生长激素释放抑制因子、突触小泡蛋白及甲状旁腺激素样多肽等。这些分子在正常及恶性状态下都可能影响前列腺的生长、分化及上皮的分泌功能。此外，有报道人类前列腺上皮存在神经外分泌和内分泌的细胞动态系统，并且认为这个系统与前列腺的早期发育相关。

5. 间质和组织基质　由前列腺非细胞成分的间质和结缔组织构成前列腺的主要成分。长期以来，细胞外基质在多种细胞的正常发生过程中被认为是一种重要的诱导性成分。前列腺上皮细胞位于基底膜上，基底膜是一种包含Ⅳ型和Ⅴ型胶原蛋白、葡糖胺聚糖、复合性免疫多糖及糖脂的复合结构。前列腺间质成分包括细胞外基质、基础成分，以及各种间质细胞如平滑肌细胞、成纤维细胞、血管和淋巴管内皮细胞、神经内分泌细胞和神经突触。

细胞基质或细胞骨架位于细胞中央，直接接触核基质。细胞基质可以和基底膜、细胞外基质及间质的基础成分直接接触。这种完全的内锁式超级组织结构被称为组织基质，并且在生物调控及性附属组织分泌物的传输过程中具有多样性。层粘连蛋白是细胞外基质中的糖蛋白，介于细胞与基底膜Ⅳ型胶原蛋白之间。层粘连蛋白环绕着前列腺上皮细胞的基底膜、血管、平滑肌及神经纤维，但不环绕淋巴管、淋巴细胞及成纤维细胞；层粘连蛋白的结构与分布在良性前列腺增生、高级别前列腺内皮瘤以及高级别前列腺癌时遭到破坏。

总之，前列腺正常区域解剖的发展与维持是雄激素依赖性的，并且受到上皮细胞分化、增殖与凋亡过程中涉及的组织形态改变的调节。细胞外成分通过与细胞内骨架及基质成分的直接性交互作用，对细胞形态与大小、细胞移动性、细胞动态平衡等多种细胞转录功能起调节作用。

三、生理功能

（一）分泌功能

1.外分泌功能　前列腺是男性最大的附属性腺体，亦属人体外分泌腺之一。其主要功能是分泌前列腺液，作为精液的重要组成成分，对精子的正常功能具有重要作用。前列腺的外分泌功能受雄激素的控制，对生育非常重要。

2.内分泌功能　前列腺内含有丰富的5α-还原酶，可将睾酮转化为生理活性的双氢睾酮。目前认为，双氢睾酮在良性前列腺增生的发病机制中发挥重要作用。阻断5α-还原酶可减少双氢睾酮的产生，从而使增大的前列腺萎缩，改善排尿困难症状。

（二）控制排尿功能

前列腺包绕尿道与膀胱颈贴近，构成近端尿道壁，其环状平滑肌纤维围绕尿道前列腺部参与构成尿道内括约肌，从而控制排尿。

（三）运输功能

前列腺可以在射精时输送精液，将精囊及输尿管中的内容物经射精管输入尿道。射精时前列腺及精囊的肌肉收缩，将其内分泌物从小叶及导管中压入近端尿道。

（四）其他功能

正常的前列腺液无色、微酸性，其中两个主要成分是枸橼酸和磷酸酶。磷酸酶包括酸性磷酸酶和碱性磷酸酶，前列腺增生患者血清酸性磷酸酶升高，血清碱性磷酸酶的增高则常提示前列腺癌转移。

前列腺液中有许多小分子物质，如钠、钾、钙、氯、锌及氨基酸等。锌是前列腺组织中的重要成分之一。前列腺癌时，锌含量明显减少。此外，前列腺液中还有凝集酶，可使精囊中的纤维蛋白原凝集成块；纤溶酶可使纤维素凝块分解。

第二章

前列腺液检查及质量控制

第一节　前列腺液常规检查

前列腺液（expressed prostatic secretion，EPS）是前列腺的分泌物，也是精液的重要组成成分。前列腺液检查主要包括常规检查及细胞学检查两部分，有助于感染性前列腺疾病、前列腺肿瘤、前列腺结石等疾病的诊断。

一、前列腺液常规检查流程

前列腺液常规检查是泌尿外科疾病诊断的常规检查项目，一般指前列腺液理学检查，包括颜色、透明度、量、pH 和显微镜检查。其中湿片显微镜检查是在高倍镜下观察前列腺液中有无白细胞、红细胞、前列腺小体（又称卵磷脂小体或磷脂酰胆碱小体）、淀粉样小体、前列腺颗粒细胞等有形成分，为前列腺疾病提供诊断依据。

（一）标本采集及处理

1. 标本采集与送检

（1）标本采集：前列腺液标本经临床医师行前列腺按摩后采集。患者先排空小便，取膝胸位或前俯站位两腿分开，包皮过长、阴茎头有炎症者，须上翻包皮，并做局部清洁。操作者右手戴手套或示指戴指套，涂润滑剂，操作时手法轻柔，语态诚恳，勿使患者紧张和恐惧，增加其依从性。先在肛门周围按摩使肛门肌肉放松，然后示指轻柔缓慢地深入至直肠前壁，可触及栗子大小的前列腺，检查其大小、质地、有无结节、表面光滑度、压痛及波动感等。自前列腺两侧由外上方向内下方进行均匀而有力的按摩，重复 3～4 次，再沿中央沟自上而下依次按压，此时患者会有排尿感，并有乳白色液体自尿道口滴出，即为前列腺液，收集到洁净、干燥、有盖的无菌标本盒中。

（2）标本送检：标本采集后立即送检。

2. 标本接收　接收前列腺液标本时，要核对标本信息，并观察标本取材量是否满足检验要求。若标本混入大量精液或尿液应拒收，及时与临床医师沟通，并做好相应记录。特殊病例可执行让步检验，并在报告单中备注，说明标本状况对检验结果的影响。当按摩后收集不到前列腺液时，可采用"两杯法"获取前列腺按摩前的中段尿和按摩后的初段尿进行显微镜细胞学检查，标本接收后应立即检验。

3. 检验后标本处理　废弃标本及使用过的标本盒、载玻片、盖玻片、吸管、吸头、滴管等废弃物，按生物安全管理和医疗废物处理办法统一处理。前列腺液细胞学的涂片标本应标注患者姓名、年龄、科室、编号、日期、染色方法等，保存时限按各实验室要求执行。

（二）检查内容

1.湿片直接镜检　取载玻片1张，用微量加样器或微量吸管滴加前列腺液10μl或1滴（微量吸管）并涂抹均匀。先用低倍镜浏览全片，再用高倍镜仔细观察，记录前列腺小体的数量及分布，观察白细胞、上皮细胞、红细胞等的数量及形态，白细胞成簇或聚集成团出现时应进行提示，同时注意观察有无细菌、真菌、寄生虫、结晶及淀粉样小体等。

2.染色镜检　在湿片镜检过程中若发现疑似细菌或真菌，可进行革兰染色；白细胞分类或良恶性细胞鉴别可使用瑞-吉染色或其他染色方法。

（三）检查方法

1.理学检查　包括外观（颜色、透明度）、量及pH。

（1）颜色：正常成人前列腺液较稀薄，呈淡乳白色。红色提示出血，见于精囊炎、前列腺炎、前列腺结核、前列腺结石及恶性肿瘤等疾病，或按摩过重；黄色浑浊或黏稠提示严重感染，常见于急性前列腺炎或慢性前列腺炎、精囊炎；黏稠、沙丝状或有磨砂感：需考虑慢性前列腺炎伴结石可能，建议结合B超或CT进一步明确诊断。

（2）透明度：不透明，有蛋白光泽的稀薄液体。

（3）量：正常成人前列腺液量为0.5～2ml。

前列腺液量减少见于前列腺炎；若按摩后无前列腺液排出，提示前列腺分泌功能不足，见于前列腺纤维化、某些性功能低下者；分泌量增多常见于前列腺慢性充血或过度兴奋。

（4）pH：正常成人的前列腺液pH为6.4～7.0，可使用精密pH试纸检测前列腺液的酸碱度。

正常情况下，前列腺液略偏酸性；随年龄的增长，pH略增加或偏碱性。受前列腺组织炎性反应的影响，前列腺液pH会发生改变。炎症时前列腺液中的酸性磷酸酶分泌减少，白细胞增多，pH呈现上升趋势，可增高至7.7～8.4。对前列腺液pH的监测有助于前列腺炎的诊断。治疗期间，前列腺液pH下降，可作为判定疗效的参考指标。

2.湿片显微镜检查

（1）红细胞：参考值＜5个/HP。

临床意义：正常情况下前列腺液不含红细胞。按摩过程中有损伤，可引起前列腺液中的红细胞增多。病理情况下，前列腺液中出现红细胞，常见于前列腺炎、精囊炎、前列腺结石、外伤和前列腺出血等疾病；单纯红细胞高，有前列腺肿瘤的可能，需结合血清PSA及其他影像学检查进一步明确诊断，必要时可做前列腺穿刺确诊。

（2）白细胞：参考值＜10个/HP。

临床意义：前列腺液中白细胞增多，多见于细菌性前列腺炎、淋球菌性前列腺炎、慢性精囊炎，也可见于寄生虫性前列腺炎等疾病。

（3）前列腺小体：是由前列腺上皮细胞分泌的一种亚细胞结构，平均直径150nm

（40～500nm）。前列腺小体含有440种蛋白质，具有多种功能。前列腺小体为完整的细胞器，由3～5层膜构成，偶尔可见多层膜结构，光学显微镜下呈圆形或卵圆形，大小不一，折光性稍强，形似脂滴，应注意与红细胞、血小板及钙盐沉积物等有形成分区分（图2-1）。近期研究发现前列腺小体不仅可以延迟精子顶体反应，增加精子活力，还具有免疫调节、抗菌、抗氧化的功能。前列腺小体可以从血液和尿液中分离获得，也存在于正常前列腺和前列腺癌组织中，可以作为一个很好的前列腺特异性生物标志物。研究结果表明前列腺小体与前列腺炎、前列腺癌等疾病密切相关。

参考值：正常成人前列腺液中的前列腺小体数量较多，高倍镜下可见淡黄色、折光性稍强的前列腺小体呈满视野均匀分布。定性检查：前列腺小体3＋～4＋/HP。

临床意义：前列腺炎时，前列腺小体数量减少，成簇分布或分布不均并伴白细胞增多；炎症较严重时前列腺小体可被巨噬细胞或中性粒细胞吞噬而明显减少或消失。

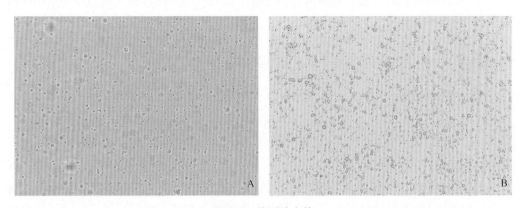

图2-1　前列腺小体

A：颗粒大小不一（未染色，×400）；B：圆形或卵圆形，体积大小不一，折光性稍强（未染色，相差镜检，×400）

（4）其他有形成分：前列腺液中还可见前列腺颗粒细胞、巨噬细胞、吞噬细胞、含铁血黄素细胞、线索细胞、上皮细胞、淀粉样小体、细菌、真菌、寄生虫、结晶和钙盐沉积物等有形成分，这些成分所提示的临床意义不同，应在报告中进行提示和说明。

（四）报告方式

1.细胞　观察至少10个高倍镜视野，分别记录每个视野的细胞数，以最低值～最高值/HP的方式报告，同时报告白细胞分布情况，如分散或成簇分布。

2.前列腺小体　正常成人前列腺液中的前列腺小体数量较多，高倍镜下满视野分布均匀可报告为4＋/HP，占视野3/4为3＋/HP，占视野1/2为2＋/HP，数量极少，分布不均匀，占视野1/4为1＋/HP。

3.其他有形成分　如查见其他异常成分，同细胞报告方式。

二、前列腺液常规检查质量控制

（一）标本采集与送检

（1）检验前患者需禁欲3天以上，自慰、同房、性兴奋后前列腺液中的白细胞可能会暂时性升高，导致检测结果不准确。建议排空尿液后，取膝胸位再进行前列腺按摩，避免尿液污染。

（2）手法轻柔，语态诚恳，勿使患者感到紧张和恐惧，以增加其依从性。

（3）按摩时用力适度，过轻不易取到前列腺液，过重则可导致患者不适，还可能引起按摩损伤，导致检测结果不准确。

（4）包皮过长或阴茎头有炎症者，必须上翻包皮，并做局部清洁。

（5）按摩时检查者手指不宜深入直肠过深，以免将精囊内容物一起挤压导致精囊液混入，影响检测结果。

（6）采集后的标本按要求收集于洁净、干燥、有盖的无菌标本盒中，应避免使用玻片留取标本（玻片留取的标本易干燥，容易被污染）。

（二）显微镜镜检

（1）前列腺液涂片要求厚薄适宜，涂片太薄，细胞分布较分散，尾部细胞易破碎；涂片过厚，细胞相互堆叠，结构不清。此外，部分前列腺液黏稠，可能使细胞成堆分布，影响镜检。

（2）先用低倍镜观察全片，再用高倍镜至少观察10个以上高倍镜视野，计数白细胞、红细胞或其他有形成分的数量，白细胞成堆或聚集出现时应进行备注。对于标本较少或有形成分较少的标本，应观察全片。

（3）可使用精密pH试纸检测前列腺液的酸碱度。

（4）白细胞、红细胞、前列腺小体等成分的观察标准要一致，严格控制主观因素的影响，统一报告方式。

（三）人员要求

（1）检验人员需耐心细致，掌握前列腺液正常及异常有形成分的形态特点、数量变化的临床意义，提高自身专业水平和显微镜检验识别能力。

（2）至少每半年进行一次人员学习培训和能力测试。

第二节　前列腺液细胞学检查

一、前列腺液细胞学检查流程

前列腺液细胞学检查是通过不同的制片技术和染色方法，对前列腺液中的各种细胞等有形成分进行识别，是一种快速、简便的辅助诊断前列腺相关疾病的重要检验技术。

（一）标本采集

1. 采集方法　同前列腺液常规检查。
2. 适应证　同前列腺按摩的适应证，一般用于感染性前列腺疾病的诊断分型和治疗。
3. 禁忌证　检验前应掌握前列腺按摩禁忌证，如疑有前列腺结核、肿瘤的患者；急性细菌性前列腺炎患者、慢性前列腺炎急性发作期，或伴有前列腺明显压痛者；前列腺萎缩或硬化患者，应禁止或慎重采用前列腺按摩方法采集标本。

（二）制片及固定

1. 制片　是保证检验质量的重要环节。涂片要厚薄适宜，太厚细胞易脱落，太薄细胞少不易观察。
（1）推片法：适用于黏稠标本；推片角度20°～30°，推薄片和厚片各一张，片膜不宜过长，占玻片的1/3为宜，待干，立即固定，避免细胞自溶。
（2）压片法：适用于稀薄标本，两片十字交叉相压后，向上提起，待干，固定。
（3）厚薄制片法：对于稍浑浊且不黏稠的标本，采用微量加样器或微量滴管取10μl或1滴（微量吸管）前列腺液滴在玻片右侧，涂成均匀的长椭圆形（不宜太厚，避免脱落），然后在椭圆形左侧滴加10μl前列腺液标本，30°～45°推片（适当调整推片角度），制片2～3张，待干，固定。
（4）细胞离心机涂片法：取前列腺液50～100μl（参考前列腺液量和白细胞数，取适当量，白细胞数量多时可适当减少加样量），800转离心5分钟，取出玻片，待干（瑞-吉染色可以不固定，组化染色需用细胞固定液固定）。
2. 固定　根据染色方法的不同，选择合适的固定液对涂片进行固定，常用固定液有95%乙醇或甲醛；碱性磷酸酶（NAP）染色、糖原染色、铁染色、巴氏染色、HE染色需用细胞固定液固定。固定方法：95%乙醇或无水甲醇固定1分钟，轻轻甩去多余固定液，待干。乙醇和甲醛是脱水剂，可使细胞内的蛋白质、脂肪、卵磷脂、糖类等凝固，并使细胞内的酶失去活性，防止蛋白质分解和自溶。乙醇固定过程中，细胞收缩，细胞结构变粗，可使核的微细结构和核染色质更清晰。

（三）染色

根据检验目的不同，前列腺液涂片常用的染色方法为瑞-吉染色，根据不同有形成分的鉴别需要，可加选其他染色方法，如革兰染色、苏丹Ⅲ染色、碘染色、碱性磷酸酶染色、糖原染色、铁染色、Diff-Quik染色、巴氏染色、甲醇刚果红染色、抗酸染色、荧光染色等。不同的染色方法各有特色，可以优势互补，辅助细胞形态的鉴别。
注意事项：前列腺液细胞易着色，滴加染色液的量要适当，混合均匀，染色时间适宜，一般染色3分钟（细胞量明显增多时，染色时间适当延长），流水冲洗干净（不宜先倒掉染液）。
1. 瑞-吉染色（瑞氏-吉姆萨染色）　瑞氏染液是由酸性染料伊红和碱性染料亚甲蓝组成的复合染料，血红蛋白、嗜酸性颗粒为碱性蛋白质，与酸性染料伊红结合，染成粉红色；细胞核蛋白为酸性蛋白，与碱性染料亚甲蓝或天青结合，染成紫蓝色；中性颗粒呈等电状态，与伊红和亚甲蓝均可结合，染成淡紫色。吉姆萨染液由天青、伊红组成，染色原理和效果与瑞氏染色基本相同。瑞氏染液对细胞质成分、中性颗粒等可获得很好的染色效果，但对细胞核的着色能力略差，而吉姆萨染液对胞质和中性颗粒着色差，为兼顾二者之长，选用复合染色法，即瑞-吉染色。瑞-吉染色后，各类细胞呈现不同的着色，形态特征易于鉴别，如红细胞呈粉红色；白细胞胞质随分化程度的不同，其嗜碱性程度呈深浅不等的蓝色，胞质中的颗粒或吞噬物着色清楚，胞核呈紫红色，核仁呈蓝色；前列腺小体呈蓝紫色、蓝色、紫红色。

适用范围：有核细胞分类；良、恶性细胞的鉴别；对细胞内容物进行分析；发现细菌、真菌或寄生虫等。

2.革兰染色　其可将所有的细菌区分为革兰阳性菌（G^+）和革兰阴性菌（G^-）两大类，是细菌学上最常用的染色方法。G^-菌的细胞壁中含有较多类脂质，且肽聚糖层较薄、交联度低，故用乙醇或丙酮脱色时类脂质被溶解，细胞壁的通透性增加，初染的结晶紫和碘的复合物容易从细菌中渗出，细菌被脱色，再经沙黄溶液复染后呈现红色。G^+菌细胞壁中肽聚糖层厚且交联度高，类脂质含量少，经脱色剂处理后肽聚糖层的孔径缩小，通透性降低，因此细菌仍保留初染时的紫色。经革兰染色后，G^-菌呈红色，G^+菌呈紫色；前列腺小体呈浅红色。

适用范围：用于前列腺液中革兰氏阳性菌（G^+）和革兰氏阴性菌（G^-）的鉴别。

3.苏丹Ⅲ染色　脂肪和苏丹Ⅲ染液有较强的亲和力，脂肪遇苏丹Ⅲ变橘红色。

适用范围：常用于前列腺液中性脂肪成分的染色，经染色后脂肪呈橘红色或红色球状颗粒。前列腺脂肪颗粒细胞呈阳性反应，而吞噬前列腺小体的前列腺颗粒细胞呈阴性反应。

4.碘染色　蛋白质可与碘液结合而呈黄色。细胞内含蛋白质少，碘染色后为浅黄色，而细胞核内的染色质含有蛋白质，可以与碘结合，染成棕黄色或黄色，淀粉也可与碘发生反应呈紫红色或深紫红色，棕黄色或浅棕色；前列腺小体呈浅棕黄色或微黄色。

适用范围：用于前列腺液中淀粉样小体的染色，淀粉样小体可与碘发生反应呈深棕色、棕黄色、黄褐色或棕红色。

5.碱性磷酸酶染色　本染色方法为偶氮偶联法，在pH 9.2～9.8的碱性环境下，细胞中的碱性磷酸酶可将底物磷酸萘酚水解，生成α-萘酚，再以稳定的重氮盐与α-萘酚偶联生成不溶性有色偶氮染料沉淀，定位于细胞胞质中。因底物不同，定位于胞质中的沉淀可为红色颗粒或蓝色颗粒。

适用范围：用于前列腺液标本的中性粒细胞碱性磷酸酶的染色，阳性颗粒呈蓝色，前列腺小体呈浅粉红色。有文献报道前列腺液中性粒细胞碱性磷酸酶积分对于前列腺炎NIH（美国国立卫生研究院）分型Ⅱ型和Ⅲ型具有鉴别价值，Ⅱ型积分显著高于Ⅲ型。

6.糖原染色　糖原是由葡萄糖组成的带分支的大分子多糖，可存在于中性粒细胞、嗜酸性粒细胞、嗜碱性粒细胞、原始淋巴细胞、巨核细胞的胞质，以及血小板、前列腺小体等成分中。本染色反应为高碘酸希夫反应，高碘酸能使细胞内多糖类物质的乙二醇基（—CHOH—CHOH）氧化，形成二醛基（—CHO—CHO），二醛基与希夫（Schiff）试剂中的无色品红结合生成紫红色化合物，定位于细胞质中。

适用范围：主要用于前列腺液的组织和细胞学鉴别，肿瘤细胞呈强阳性反应。前列腺小体阳性，呈红色或紫红色，钙盐成分阴性。

7. 铁染色　人体内的部分铁以铁蛋白和含铁血黄素的形式储存在骨髓中的单核吞噬细胞胞质内，幼红细胞的线粒体中也有含铁血黄素。含铁血黄素是一种血红蛋白源性色素，因其含三价铁而呈金黄色或棕黄色颗粒，故称为含铁血黄素。在酸性溶液中，三价铁与亚铁氰化钾反应，生成蓝色的亚铁氰化铁沉淀（普鲁士蓝），定位于含铁的部位，故此染色法又称为普鲁士蓝反应。

适用范围：用于前列腺液中含铁血黄素颗粒的染色，含铁血黄素颗粒状或小块状被染成蓝色。前列腺小体呈粉红色。

8. Diff-Quik快速染色　是在瑞氏染色基础上改良的一种快速染色方法，是细胞学检查中常用的染色方法之一，其染色效果与瑞氏染色相似，但Diff-Quik染色所需的时间较短，一般90秒以内即可完成，且染色后的涂片背景清晰无沉渣，常用于精液涂片的快速染色。经Diff-Quik快速染色后，精子头顶部呈淡蓝色，头部核区呈深蓝色，中段淡红色，尾部呈蓝色或淡红色；前列腺小体呈蓝色或浅蓝色。

适用范围：同瑞-吉染色，但较瑞-吉染色更快速，对前列腺液中的细胞和精子染色较清晰，易于观察。

9. 巴氏染色　主要用于脱落细胞染色。巴氏染色液一般是将橘黄G染液和EA染液二合一使用，然后简化中间烦琐的梯度酒精洗脱步骤。巴氏染色原理：细胞核由酸性物质组成，其与碱性染料的亲和力较强；而细胞质含碱性物质，与酸性染料的亲和力较大。巴氏染色液利用这一特性对细胞进行多色性染色，染色后细胞结构清晰，胞质透亮鲜丽，各种颗粒分明，异常细胞较易被发现。胞质角化细胞呈粉红色，全角化细胞呈橙黄色，角化前细胞呈淡蓝色或淡绿色，核呈蓝紫色，核仁呈红色；红细胞呈鲜红色或橙红色；白细胞胞质呈淡蓝色或淡绿色，胞核呈蓝紫色；黏液呈淡蓝或粉红色；前列腺上皮细胞胞核呈蓝紫色，核仁呈红色。

适用范围：用于鉴别前列腺液中的脱落细胞。前列腺小体呈绿色或红色。

10. 甲醇刚果红染色　淀粉样小体对刚果红有选择性亲和力，因此易着色。刚果红是一种分子为长线状的偶氮染料，其与胺基和淀粉样蛋白的羟基结合，平行地附着在淀粉样蛋白的纤维上而显红色。

适用范围：用于定性组织学染色，有选择性地对组织中的淀粉体染色。在偏光显微镜下，淀粉样蛋白呈黄绿色的双折光；在光学显微镜下，淀粉样小体、精浆蛋白、红细胞、弹性纤维呈浅粉色至红色，前列腺小体呈淡红色或淡紫红色。

11. 抗酸染色　主要用于分枝杆菌等抗酸细菌的染色。染色原理：分枝杆菌（如结核分枝杆菌）等抗酸细菌的细胞壁内含有大量的脂质，这些脂质包围在肽聚糖外面，染色时细菌的脂质与石炭酸复红结合牢固，能抵抗酸性乙醇的脱色作用，因此抗酸细菌能保持复红的颜色而不被脱色，其他细菌可被酸性乙醇脱色，经亚甲蓝复染后，呈现淡蓝色或蓝色。

适用范围：适用于前列腺液中分枝杆菌等抗酸细菌的染色，抗酸细菌呈红色，其他非抗酸细菌呈蓝色，前列腺小体呈淡蓝色。

12. 荧光染色　荧光染色液的主要成分是荧光素和PBS（磷酸盐缓冲液），荧光素与样本中细胞或病原菌的细胞壁或细胞膜、核糖体等亲和力强，在荧光显微镜特定波段B波段（紫蓝光激发滤板，激发波长为350～490nm）激发光下呈特异性成像，镜下可观察到细胞、细菌、真菌、原虫等的形态。在B波段下，各类细胞的胞核发出亮绿色或黄绿色荧光（异常细胞有时可见核仁），胞质因组分不同而呈现不同的色彩（如中性粒细胞、正常鳞状上皮细胞胞质呈绿色荧光，异常病变细胞胞质呈淡绿、淡红、橙红色荧光）；细菌呈绿色、黄色或红色荧光；前列腺小体呈绿色或黄绿色荧光。

适用范围：用于鉴别前列腺液中前列腺小体、细胞、细菌、真菌、原虫等成分。

（四）镜检

（1）染色后的涂片，首先低倍镜下观察全片，注意尾部或涂片边缘有无成堆、成团或体积较大的细胞、淀粉样小体、结晶、黏液丝及寄生虫等，最后油镜下观察细胞内部结构，鉴定细胞性质。

（2）选择细胞分布均匀、染色较好的区域，分类100～200个有核细胞，分类结果以百分比形式报告。注意观察病原微生物、前列腺小体、结晶等其他有形成分。

（3）正常情况下，前列腺液中可见大量的前列腺小体，偶见红细胞，白细胞＜10个/HP，无巨噬细胞和上皮细胞，可见少量前列腺颗粒细胞、淀粉样小体，有时可因精液混入而查见少许精子。

（4）病理情况下，前列腺小体明显减少，可见中性粒细胞、巨噬细胞或吞噬细胞、上皮细胞、线索细胞、嗜酸性粒细胞、嗜碱性粒细胞、泡沫细胞、果馅样细胞、多核巨细胞、黏液丝、细菌、真菌、抗酸杆菌、寄生虫、淀粉样小体、脂肪滴、结晶（如胆固醇结晶、血红素结晶、草酸钙结晶、尿酸结晶、磷酸铵镁结晶）、钙盐沉积物或糖原颗粒等成分，疑有异常成分时，建议做进一步的相关检查。

（五）报告

前列腺液细胞学检查报告应包含患者信息、标本类别、临床诊断、常规结果及细胞学分类计数百分比，同时报告异常成分，如前列腺颗粒细胞、吞噬细胞（详细描述吞噬物，如吞噬细菌、前列腺小体、淀粉样小体、白细胞、红细胞等）、泡沫细胞、含铁血黄素细胞、细菌、真菌、包涵体、黏液丝、果馅样细胞、寄生虫、结晶等成分，但细胞分类时鳞状上皮细胞不计入有核细胞百分比。有条件的实验室推荐出具细胞学检查图文报告，包括图像、形态学描述、提示或建议等。图文报告模板见附表1。

二、前列腺液细胞学检查质量控制

前列腺液细胞学检查的每一个环节都需要质量保证。

（一）标本采集

同前列腺液常规检查质量控制。

（二）制片及固定

（1）选择合适的制片方法，注意避免污染涂片要厚薄适宜，太厚细胞易脱落，太薄细胞少不易观察，会导致假阴性结果或诊断错误。

（2）固定可使细胞内蛋白质等物质凝固，保持细胞形态和结构完整，如未固定或固定时间不当，细胞易脱落，并影响染色效果。

（三）染色

染色需要合适的染色液，应保证实验室使用的试剂在有效期内。

瑞-吉染色是前列腺液细胞学检查最常用的染色方法。在瑞-吉染色中，易出现染色过深或过浅的情况，这与涂片厚度、涂片中细胞数量、染液比例、混合是否均匀、染色时间、温度、染液浓度和染液pH密切相关，为获得理想的染色效果，可采用试染的方法，再根据试染效果调整染色时间或染液浓度。特殊标本染色可在显微镜下直接观察染色效果。

革兰染色是细菌学中最经典、最常用的染色方法。在染色中应注意媒染时间控制在50～60秒为宜，时间过长会影响乙醇的脱色效果，导致结果不准确。乙醇脱色对结果影响较大，脱色时间短，脱色效果不佳，导致阴性菌菌体内的结晶紫和复合物不能有效地全部洗脱出来，使阴性菌出现假阳性；洗脱时间过长，可导致阳性菌的细胞壁被乙醇破坏，细胞内的紫色被洗脱，呈现假阴性。因此洗脱时间应当严格控制在20～30秒，同时保证洗脱效果。

（四）阅片

前列腺液细胞学检查是在前列腺液常规检查的基础上发展而来的，通过瑞-吉染色，在油镜下进行有核细胞分类和细胞形态学观察，最后出具检验诊断报告。阅片时先用低倍镜观察制片情况及染色效果、细胞分布情况，选择细胞分布均匀、染色良好的部位，进行有核细胞分类和计数。注意观察前列腺小体、白细胞的分布情况及其他有形成分的形态。

（五）人员

检验人员应严格执行标准操作规程，养成良好的阅片习惯，熟练掌握前列腺液中各种正常脱落细胞、异常细胞及其他有形成分的形态特点，才能保证检验结果质量。每年评估检验人员的工作能力，对新进人员、尤其是从事形态识别的人员，在最初6个月内应至少进行2次能力评估。

第三节　前列腺液其他相关检验项目

一、前列腺液化学检查

（一）酸性磷酸酶含量

检测方法：同血清酸性磷酸酶检测，可采用自动生化分析仪及配套试剂。

前列腺液酸性磷酸酶主要是由成熟的前列腺上皮细胞合成和分泌的糖蛋白，其含量与锌浓度呈正相关。前列腺癌时，酸性磷酸酶和锌含量均显著增高。前列腺液酸性磷酸酶的含量可作为前列腺癌治疗前后监测和随访的客观指标。

（二）锌离子浓度

检测方法：原子吸收光谱法、分光光度计比色法或电极法测定（同血清锌离子检测，可采用自动生化分析仪及配套试剂）。

前列腺是人体内含锌量较高的器官之一，含锌量为700～800μg/g干重。前列腺分泌的锌以复合物形式存在，具有杀菌作用，如前列腺抗菌因子是一种含锌化合物，对常见的泌尿生殖道感染细菌有杀灭作用，故锌的含量与前列腺液杀菌能力及抗菌机制有关。慢性前列腺炎时，前列腺分泌的锌元素下降，锌浓度由正常时的480μg/ml左右降至148μg/ml左右。当射精管阻塞呈无精症时，精液内锌浓度显著增高，这是因为前列腺液在精液中的比例显著增加。因此，前列腺液锌水平可辅助诊断慢性前列腺炎。

（三）枸橼酸浓度

检测方法：分光光度计比色法或高效液相色谱法。

前列腺液枸橼酸浓度是反映前列腺分泌功能的重要指标，正常人前列腺液中的枸橼酸浓度为19mg/ml左右，炎症对前列腺的分泌功能会产生不同程度的破坏，枸橼酸的浓度也会出现不同程度的下降，前列腺炎患者可下降至6.4mg/ml左右。有研究报道，不同亚型的前列腺炎患者前列腺液中枸橼酸浓度存在差异，因此前列腺液枸橼酸浓度定量检测对前列腺炎的诊断、鉴别诊断具有重要的临床意义。

（四）乳酸脱氢酶

检测方法：醋酸纤维素薄膜电泳法或聚丙烯酰胺凝胶电泳法。

乳酸脱氢酶（lactic dehydrogenase，LDH）是细胞内的糖酵解酶，能促使乳酸与焦葡萄糖酸发生互变。LDH有5种同工酶LDH1～LDH5。良性组织进行的是需氧代谢，LDH1和需氧代谢相关；而恶性病变以厌氧代谢为主，LDH5则与厌氧代谢相关。正常前列腺以分泌LDH1为主，前列腺发生病变时，LDH的同工酶将发生变化，因此良性组织中LDH1活力＞LDH5活力，而在恶性组织和上皮损伤的组织中LDH5活力＞LDH1活力。有研究显示，前列腺液LDH5/LDH1比值测定可以反映前列腺上皮受损的程度，而当LDH5/LDH1＞3时有发生前列腺癌的危险。

二、前列腺肿瘤标志物检查

肿瘤标志物是指肿瘤发生和增殖过程中，由肿瘤细胞生物合成、释放或机体对肿瘤细胞反应产生的一类物质，这些物质可存在于肿瘤细胞和组织中，也可进入血液和其他体液中。前列腺肿瘤标志物可分为以下几类。

（一）前列腺特异性抗原

前列腺特异性抗原（prostate-specific antigen，PSA）是一种由前列腺上皮细胞产生、含有237个氨基酸残基的单链糖蛋白，是目前临床上应用最广泛的前列腺肿瘤标志物。

以往认为PSA只产生于前列腺组织，近年研究发现，PSA并非前列腺特异性的。血中总PSA（t-PSA）包括两种形式：游离PSA（f-PSA）和结合PSA（c-PSA）。正常人血清中的t-PSA≤4ng/ml，这个参考范围有随年龄增长而缓慢增加的趋势，异常升高则提示前列腺癌可能，须进行前列腺穿刺活检。血清f-PSA与前列腺癌的发生率呈负相关，当t-PSA为4～10ng/ml时，f-PSA/t-PSA比值<0.1，则要考虑前列腺癌可能，须穿刺活检明确诊断。PSA测定还可用于监测前列腺癌治疗效果及复发情况。

（二）前列腺癌相关标志物

前列腺癌相关标志物包括早期前列腺癌抗原、前列腺特异性膜抗原、前列腺癌抗原3。

1.早期前列腺癌抗原（early prostate cancer antigen，EPCA）　是一种与前列腺癌高度相关的核基质蛋白，与前列腺早期癌变有关，其中EPCA-2是EPCA的亚型，仅在前列腺癌组织中表达，正常细胞不表达。研究表明，EPCA及其亚型是敏感度和特异度很高的前列腺癌早期肿瘤标志物，与PSA联合检测有助于减少不必要的前列腺活检并提高前列腺癌的检出率，减少不必要的前列腺活检。

2.前列腺特异性膜抗原（prostate specific membrane antigen，PSMA）　是位于前列腺上皮细胞膜上的一种Ⅱ型转膜糖蛋白，在正常前列腺、前列腺增生及前列腺癌组织中均有表达，具有较高的前列腺组织特异度，特别是在高分级、高分期及转移性前列腺癌中的表达明显增加，与肿瘤恶性程度呈正相关。

3.前列腺癌抗原3（prostate cancer antigen 3，PCA3）　是迄今已知的前列腺癌最特异性的蛋白。PCA3在正常前列腺组织中低表达，在膀胱癌、乳腺癌、肾癌等肿瘤组织中无表达，而在95%以上的原发性前列腺癌及其转移灶中高表达。

（三）其他肿瘤标志物

1.α-甲基酰基辅酶A消旋酶（alpha-methylacyl-CoA racemase，AMACR）　又名P504S，在前列腺上皮瘤等癌前病变和前列腺癌组织中均有不同程度的表达，但在正常的前列腺组织中表达量极低。因此，AMACR可作为前列腺癌诊断及预后判断的潜在标志物。

2.NY-ESO-1（New York-esophageal squamous cell carcinoma-1）　是一种近年新发现的癌－睾丸抗原（cancer-testis antigen，CTA），CTA只在正常睾丸组织和肿瘤组织中表达，在其他正常组织中几乎不表达。NY-ESO-1作为肿瘤标志物，在前列腺癌、黑色素瘤、神经母细胞瘤等多种组织类型肿瘤中有不同程度的表达。在前列腺癌，尤其是晚期前列腺癌患者中，NY-ESO-1呈高表达，而在良性前列腺增生中无表达。

目前，单一血清学标志物无法单独用于前列腺癌的临床诊断，临床多采用多肿瘤标志物联合检测来提高前列腺癌诊断的时效性和灵敏度，因此多肿瘤标志物联合检测必将成为前列腺癌生物学诊断的发展趋势。

三、前列腺液基因检查

基因是能够表达和产生基因产物（蛋白质或RNA）的核苷酸序列，包括编码序列、调控序列、内含子和编码区两端的非编码序列。基因检查运用分子生物学和分子遗传学技术检查基因的结构及其表达水平。前列腺基因检查可为前列腺相关疾病的诊断、治疗及预后评估等提供重要信息，目前主要应用于两大类疾病：前列腺炎相关疾病和前列腺肿瘤。

（一）前列腺炎检查相关基因

16S rRNA只在细菌中存在高度保守性，而在病毒、真菌、支原体、衣原体及人体细胞中都不存在高度保守的16S rRNA序列，有研究认为PCR（聚合酶链反应）法检测前列腺液中细菌16S rRNA基因对慢性前列腺炎的临床诊断具有重要意义。另有研究报道慢性非细菌性前列腺炎患者的前列腺液和前列腺组织中均有细菌16S rRNA基因的检出，其病因可能与细菌感染有关。

（二）前列腺肿瘤检查相关基因

《中国前列腺癌患者基因检测专家共识（2020年版）》根据检测目的推荐了不同的检测内容组合，并划分了不同基因组合的4个必要性等级（A、B、C、D，其中A为最优先）。①需要"提供遗传咨询"的患者。推荐胚系检测，其中A类推荐基因包括 *BRCA2*、*BRCA1*、*ATM*、*PALB2*、*CHEK2*、*MLH1*、*MSH2*、*MSH6*、*PMS2*，共9个基因，而 *HOXB13* 及其他DNA修复通路基因（*CDK12*、*RAD51C*、*RAD51D*、*BRIP1*、*ATR*、*NBN*、*MRE11A*、*FAM175A*、*EPCAM*）则为B推荐等级。A类推荐基因是主要的DNA损伤修复基因，此类基因胚系突变不仅与前列腺癌的发病风险相关，还与肿瘤的发展和不良预后相关。②需要"制订临床决策"的患者。推荐进行"胚系＋体系"的基因检测，其中A类推荐基因包括 *BRCA2*、*BRCA1*、*ATM*、*PALB2*、*FANCL*、*RAD51B*、*RAD51C*、*RAD51D*、*BRIP1*、*BRAD1*、*CHEK1*、*CHEK2*、*CDK12*、*RAD54L*，共14个基因，其他DNA修复基因、在研或已上市药物敏感性相关基因及其他基因分别为B、C、D推荐等级。此外，还有一些热点基因，研究显示其与前列腺癌的发生发展相关，有望成为前列腺癌诊断或早期诊断的分子标志物，如 *GSTP1*、*RASSF1A*、*DD3* 和 *EZH2* 等基因。

前列腺肿瘤的基因种类很多，有些基因与前列腺肿瘤发生发展及相应药物疗效的关系有待进一步临床验证。《中国前列腺癌患者基因检测专家共识（2020年版）》倡导组建生殖泌尿肿瘤精准医学专家团队（genitourinary molecular tumor board，GU-MTB），即多学科团队（multiple disciplinary team，MDT）会诊，以期进一步提高诊疗效率和医疗质量。

附表1 前列腺液细胞学检查报告单

姓名：王某某　　　性别：男　年龄：30岁　　床号：1　　临床诊断：慢性前列腺炎

科别：生殖医学科　门诊号：××　送检医生：××　送检物：前列腺液　标本号：001

一、前列腺液一般性状

颜色	乳白色		参考区间：浅乳白色
透明度	微浑/黏稠		参考区间：不透明/稀薄
pH	7.8		参考区间：6.4～7.0
量	0.8	ml	参考区间：0.5～2ml
白细胞	30～35	个/HP	参考区间：<10/HP
红细胞	0～1	个/HP	参考区间：<5/HP
前列腺小体	+	个/HP	参考区间：3＋～4＋
前列腺颗粒细胞	1～2	个/HP	参考区间：1个/HP
上皮细胞	0～2	个/HP	参考区间：无或偶见/HP
淀粉样小体	0～2	个/HP	参考区间：无或偶见/HP

二、细胞分类

中性粒细胞	67%	上皮细胞	0%
淋巴细胞	0%	巨噬细胞	5%
单核细胞	15%	前列腺颗粒细胞	0%
嗜酸性粒细胞	0%	肿瘤细胞	0%
嗜碱性粒细胞	0%	泡沫细胞	0%
吞噬细胞	8%	其他	5%

三、细胞学检查

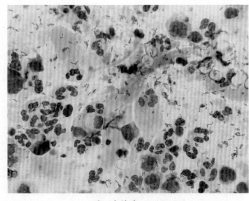

瑞-吉染色，×1000

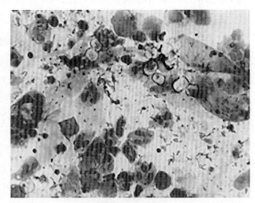

革兰染色，×1000

1. **细胞形态描述**：可见大量有核细胞，以中性粒细胞为主（占67%，可见吞噬细菌），巨噬细胞易见，吞噬细胞（吞噬白细胞、红细胞）少量，草酸钙结晶易见，精子偶见。革兰染色，查到大量G⁻杆菌。碱性磷酸酶染色，阳性率75%，积分160。铁染色：阴性。

2. **提示/建议**：依据细胞形态分析，考虑细菌性前列腺炎伴出血倾向，建议做细菌培养。

送检日期：2023-××-××　××：××：××　　　　　检验者：××

报告日期：2023-××-××　××：××：××　　　　　审核者：××

第三章

前列腺液正常脱落细胞形态学

第一节　前列腺液非肿瘤细胞形态

一、上皮细胞

（一）前列腺上皮细胞

前列腺上皮细胞主要分为前列腺主上皮细胞、前列腺基上皮细胞和神经内分泌细胞，普通光学显微镜下可鉴别前两种上皮细胞，神经内分泌细胞需要在电子显微镜下鉴别。正常情况下，前列腺上皮细胞少见，前列腺增生、前列腺炎或前列腺癌时，该类细胞脱落增多。

1.前列腺主上皮细胞　又称分泌性上皮细胞，为单层柱状或复层柱状，脱落后的细胞常散在或成片分布，该类细胞胞体大，呈圆形、椭圆形或不规则形，胞质丰富，胞核大，染色质细颗粒状，部分细胞可见小核仁。少数病例中可见成片或成团分布的前列腺主上皮细胞，细胞边界不清，胞质量偏少，核质比增高，染色质细致，无核仁或可见小核仁。

临床意义：正常前列腺液中前列腺主上皮细胞无或偶见，增多见于前列腺增生、慢性前列腺炎或前列腺囊肿等疾病；需要注意的是，该类细胞与尿路上皮细胞形态相似，所以要排除尿液污染的可能。

（1）瑞-吉染色：是鉴别前列腺上皮细胞常用的染色方法，染色后的细胞结构清晰，易于鉴别，胞质呈灰蓝色或蓝色，部分细胞着色偏深，胞核深染，呈紫红色。各种形态的前列腺主上皮细胞见图3-1～图3-26。

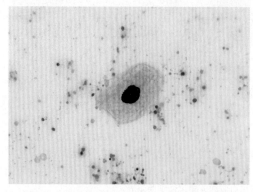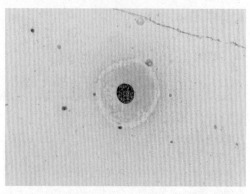

图3-1　前列腺主上皮细胞，胞质丰富，呈灰蓝色，胞核圆形、居中，背景可见前列腺小体（瑞-吉染色，×1000）

图3-2　前列腺主上皮细胞，胞质丰富，着色偏浅，胞核圆形，染色质颗粒状（瑞-吉染色，×1000）

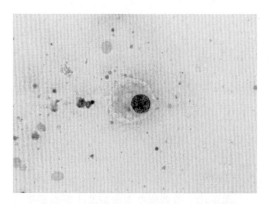

图3-3　前列腺主上皮细胞，胞质呈灰蓝色，泡沫状，胞核圆形、偏位（瑞-吉染色，×1000）

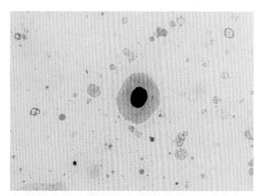

图3-4　前列腺主上皮细胞，胞质丰富，胞核圆形（瑞-吉染色，×1000）

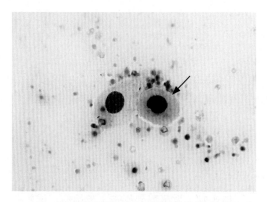

图3-5　前列腺主上皮细胞（箭头所指），胞质嗜碱性强，胞核椭圆形（瑞-吉染色，×1000）

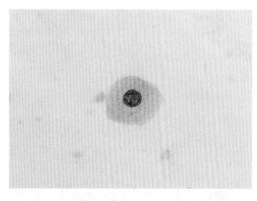

图3-6　前列腺主上皮细胞，胞质呈灰蓝色，胞核居中，染色质疏松（瑞-吉染色，×1000）

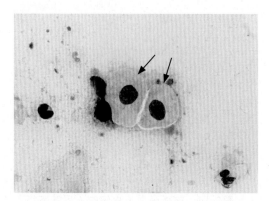

图3-7　前列腺主上皮细胞（箭头所指），胞质灰蓝色，染色质颗粒状（瑞-吉染色，×1000）

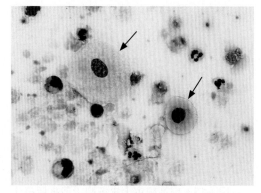

图3-8　前列腺主上皮细胞（箭头所指），细胞大小不等，胞核居中（瑞-吉染色，×1000）

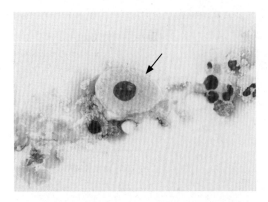

图3-9 前列腺主上皮细胞（箭头所指），胞质着色偏浅，胞核空泡状（瑞-吉染色，×1000）

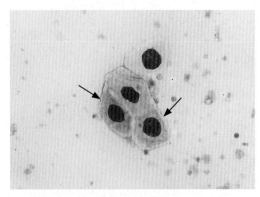

图3-10 前列腺主上皮细胞（箭头所指），细胞边界不清（瑞-吉染色，×1000）

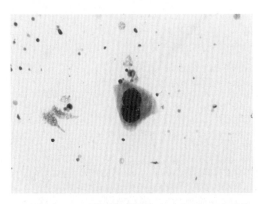

图3-11 双核前列腺主上皮细胞，胞质灰蓝色，胞核深染，染色质颗粒状（瑞-吉染色，×1000）

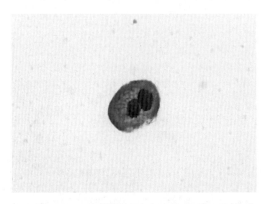

图3-12 双核前列腺主上皮细胞，细胞内可见少量空泡（瑞-吉染色，×1000）

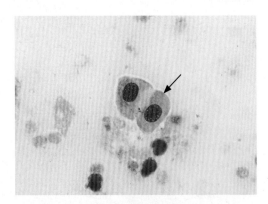

图3-13 前列腺主上皮细胞（箭头所指），分裂型，（瑞-吉染色，×1000）

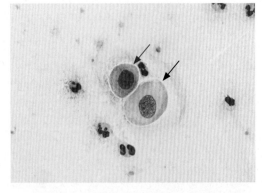

图3-14 前列腺主上皮细胞（黑箭所指），胞质丰富；前列腺基上皮细胞（红箭所指），胞质量少，嗜碱性强，核质比偏高（瑞-吉染色，×1000）

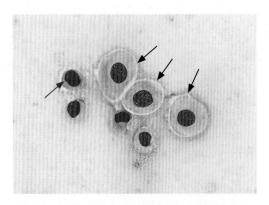

图3-15 前列腺主上皮细胞（黑箭所指），细胞大小基本一致；前列腺基上皮细胞（红箭所指），体积偏小，核质比偏高（瑞-吉染色，×1000）

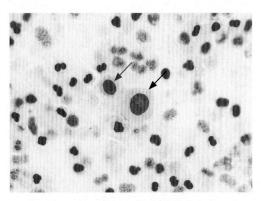

图3-16 前列腺主上皮细胞（黑箭所指），基上皮细胞（红箭所指）（瑞-吉染色，×1000）

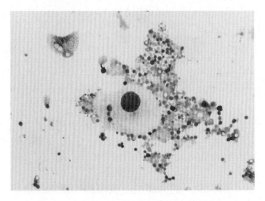

图3-17 前列腺主上皮细胞，背景可见大量前列腺小体（瑞-吉染色，×1000）

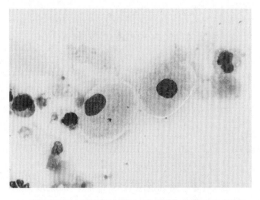

图3-18 前列腺主上皮细胞（瑞-吉染色，×1000）

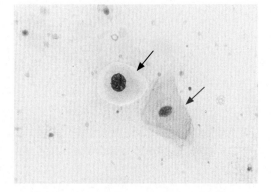

图3-19 前列腺主上皮细胞（黑箭所指），胞质淡蓝色，胞核圆形；鳞状上皮细胞（红箭所指），胞核较小（瑞-吉染色，×1000）

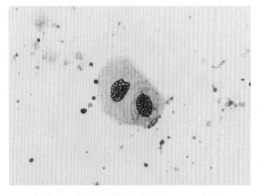

图3-20 前列腺主上皮细胞，细胞边界不清（瑞-吉染色，×1000）

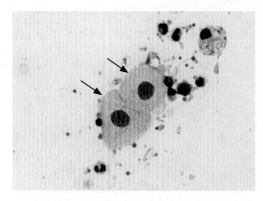

图3-21　前列腺主上皮细胞（箭头所指），胞质泡沫样，胞核圆形（瑞-吉染色，×1000）

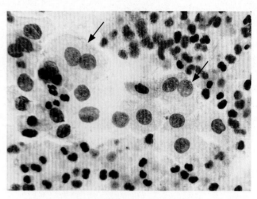

图3-22　前列腺主上皮细胞（箭头所指），细胞数量较多，背景可见大量中性粒细胞（瑞-吉染色，×1000）

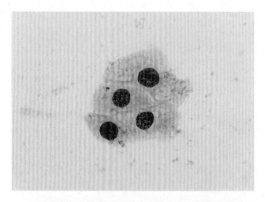

图3-23　前列腺主上皮细胞，细胞成片分布，胞质泡沫样，胞核圆形，染色质疏松，无核仁（瑞-吉染色，×1000）

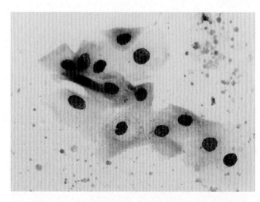

图3-24　前列腺主上皮细胞，细胞数量明显增多，背景可见前列腺小体（瑞-吉染色，×1000）

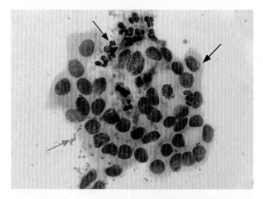

图3-25　前列腺主上皮细胞（黑箭所指），成片分布，胞核大小基本一致，无核仁；中性粒细胞（红箭所指）、前列腺小体和细菌（蓝箭所指）（瑞-吉染色，×1000）

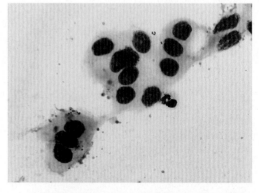

图3-26　前列腺主上皮细胞，细胞边界不清，胞核大小基本一致，染色质颗粒状，无核仁（瑞-吉染色，×1000）

（2）其他染色：在使用其他染色时，同样可以发现前列腺主上皮细胞，细胞形态同瑞-吉染色，只是胞质与胞核染色与瑞-吉染色略有不同，各种染色的前列腺主上皮细胞见图3-27～图3-30。

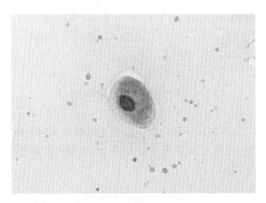

图3-27　前列腺主上皮细胞，胞质呈蓝色，胞核深染（巴氏染色，×1000）

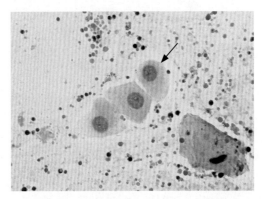

图3-28　前列腺主上皮细胞（箭头所指），胞质丰富，胞核类圆形、居中，染色质细颗粒状（巴氏染色，×1000）

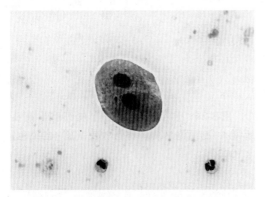

图3-29　前列腺主上皮细胞，胞质丰富，双核（HE染色，×1000）

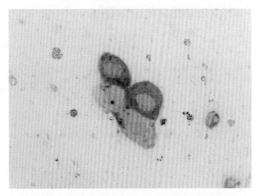

图3-30　前列腺主上皮细胞，胞质呈紫红色，胞核呈蓝绿色（糖原染色，×1000）

2.退变前列腺主上皮细胞　该类细胞散在或成片分布，胞质多呈泡沫样，胞核肿胀，染色质疏松或呈粗块状；部分细胞可呈固缩性退变，胞核变小，染色质固缩。退变前列腺主上皮细胞可见与脱落时间较长有关，细胞胞质发生脂肪变性或重吸收大量脂类，多见于慢性前列腺炎、前列腺增生、前列腺腺管阻塞及前列腺囊肿等疾病。各种形态的退变前列腺主上皮细胞见图3-31～图3-42。

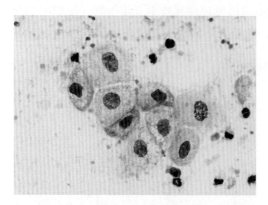

图3-31　退变前列腺主上皮细胞，细胞成片分布，胞质呈泡沫状，染色质疏松（瑞-吉染色，×1000）

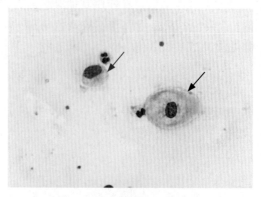

图3-32　退变前列腺主上皮细胞（黑箭所指），基上皮细胞（红箭所指）（瑞-吉染色，×1000）

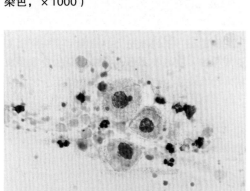

图3-33　退变前列腺主上皮细胞，胞质呈泡沫样改变，胞核胀大，染色质疏松（瑞-吉染色，×1000）

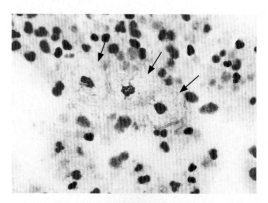

图3-34　退变前列腺主上皮细胞（箭头所指），胞质泡沫样，着色较浅（瑞-吉染色，×1000）

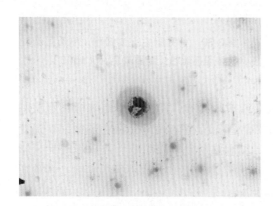

图3-35　退变前列腺主上皮细胞，胞核变大，染色质分布不均，着色深浅不一（瑞-吉染色，×1000）

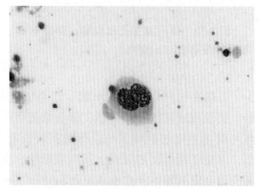

图3-36　退变双核前列腺主上皮细胞，胞质呈泡沫样，染色质疏松（瑞-吉染色，×1000）

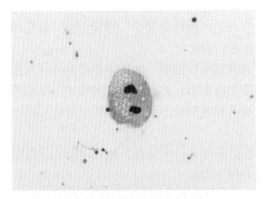

图3-37 退变前列腺主上皮细胞，胞质丰富，其内可见大量脂质空泡，染色质固缩（不除外是核分裂象）（瑞-吉染色，×1000）

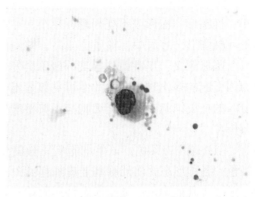

图3-38 退变前列腺主上皮细胞，细胞边缘黏附前列腺小体，核染色质分布不均，着色深浅不一（瑞-吉染色，×1000）

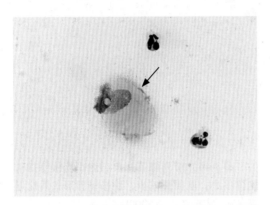

图3-39 退变前列腺主上皮细胞（箭头所指），胞质丰富，胞核肿胀，染色质疏松（瑞-吉染色，×1000）

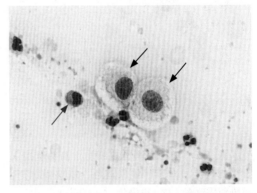

图3-40 退变前列腺主上皮细胞（黑箭所指），胞质泡沫状改变；嗜酸性粒细胞（红箭所指）（瑞-吉染色，×1000）

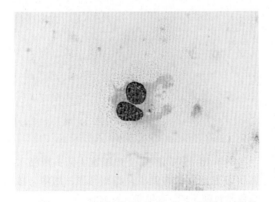

图3-41 退变前列腺主上皮细胞，胞体不完整，双核，染色质疏松（瑞-吉染色，×1000）

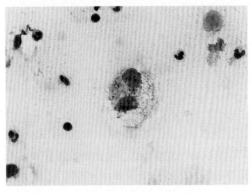

图3-42 退变前列腺主上皮细胞，双核，胞质呈空泡样改变，其内含少量紫红色颗粒（瑞-吉染色，×1000）

3.前列腺基上皮细胞　又称基底细胞，该类细胞胞体相对前列腺主上皮细胞体积偏小，椭圆形、梭形或不规则形，单个散在或成片分布，胞质量偏少，嗜碱性强，胞核圆形或椭圆形，多居中，核质比偏高，核染色质致密、颗粒状。

　　临床意义：正常前列腺液一般不会发现前列腺基上皮细胞，当出现炎症刺激或其他原因引起的损伤时，在涂片中可见数量不等的基上皮细胞；此外，少数病例中可见成团分布的上皮细胞团，该类细胞与不典型增生细胞或肿瘤细胞不易鉴别，需结合病史综合分析。

　　（1）瑞-吉染色：该类细胞胞质量偏少，着色偏深，呈深蓝色，胞核深染，呈深紫红色，各种形态的前列腺基上皮细胞见图3-43～图3-72。

　　（2）其他染色：细胞形态特征同瑞-吉染色，染色效果见图3-73、图3-74。

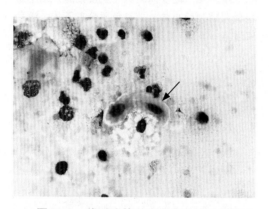

图3-43　前列腺基上皮细胞（箭头所指），呈梭形，胞质丰富，呈深蓝色，胞核椭圆形，核染色质致密（瑞-吉染色，×1000）

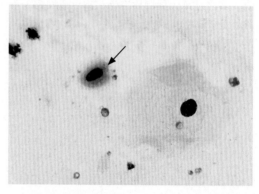

图3-44　前列腺基上皮细胞（箭头所指），胞体偏小，胞质量偏少，胞核椭圆形核质比增高（瑞-吉染色，×1000）

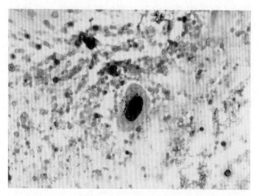

图3-45　前列腺基上皮细胞，背景可见大量前列腺小体（瑞-吉染色，×1000）

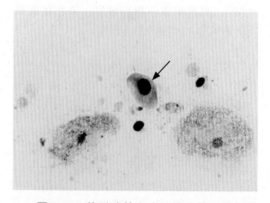

图3-46　前列腺基上皮细胞（箭头所指），体积较主上皮细胞偏小，胞核圆形、居中，核染色质致密（瑞-吉染色，×1000）

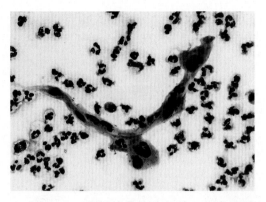

图3-47　前列腺基上皮细胞，呈条索状分布，胞质丰富，嗜碱性强；背景可见大量中性粒细胞，来源于慢性前列腺炎确诊病例（瑞-吉染色，×1000）

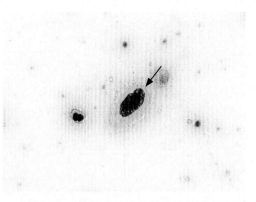

图3-48　前列腺基上皮细胞（箭头所指），细胞椭圆形，胞核大，核质比偏高（瑞-吉染色，×1000）

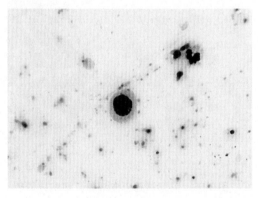

图3-49　前列腺基上皮细胞，胞体圆形，核质比高，胞核染色质致密（瑞-吉染色，×1000）

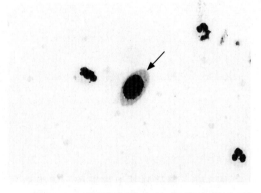

图3-50　前列腺基上皮细胞（箭头所指），胞质量偏少，核质比偏高（瑞-吉染色，×1000）

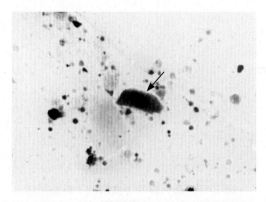

图3-51　前列腺基上皮细胞（箭头所指），胞体椭圆形，胞质嗜碱性强，胞核椭圆形深染，背景可见大量前列腺小体（瑞-吉染色，×1000）

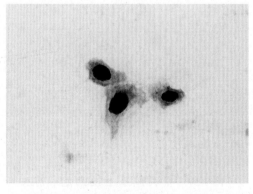

图3-52　前列腺基上皮细胞，胞体不规则，呈多边形，胞核大（瑞-吉染色，×1000）

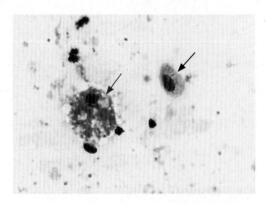

图3-53　前列腺基上皮细胞（黑箭所指），前列腺颗粒细胞（红箭所指）（瑞-吉染色，×1000）

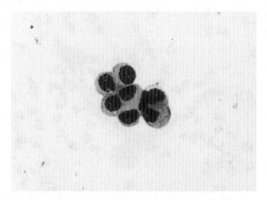

图3-54　前列腺基上皮细胞，成片分布，胞质嗜碱性强，胞核圆形，核质比高，染色质稍退化（瑞-吉染色，×1000）

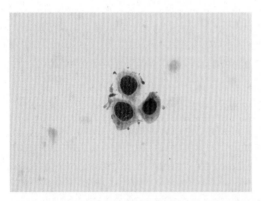

图3-55　前列腺基上皮细胞，细胞边界不清，胞核偏大，核质比高（瑞-吉染色，×1000）

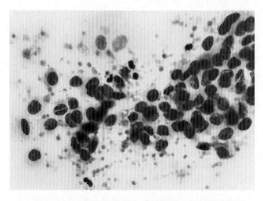

图3-56　前列腺基上皮细胞，细胞数量多，成片分布（瑞-吉染色，×1000）

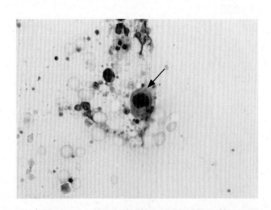

图3-57　前列腺基上皮细胞（箭头所指），伴大小不等的前列腺小体（瑞-吉染色，×1000）

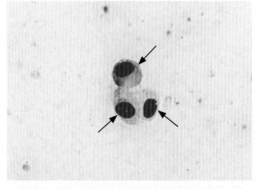

图3-58　前列腺基上皮细胞（箭头所指），细胞大小不等（瑞-吉染色，×1000）

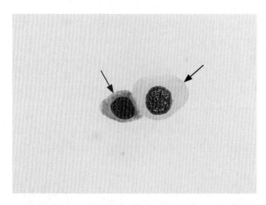

图3-59　前列腺基上皮细胞（红箭所指），胞质量少，胞核大，核质比高；黑箭所指细胞为退变前列腺基上皮细胞（瑞-吉染色，×1000）

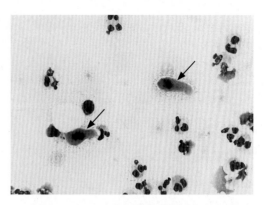

图3-60　前列腺基上皮细胞（箭头所指），胞体偏小，呈梭形，胞核小；背景可见大量中性粒细胞（瑞-吉染色，×1000）

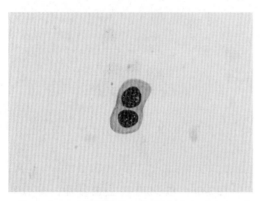

图3-61　前列腺基上皮细胞（分裂期），胞质灰蓝色，胞核呈圆形，染色质颗粒状，无核仁（瑞-吉染色，×1000）

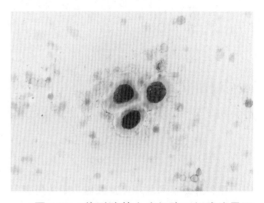

图3-62　前列腺基上皮细胞，细胞边界不清（瑞-吉染色，×1000）

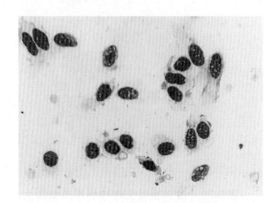

图3-63　前列腺基上皮细胞，细胞退化，来源于慢性前列腺炎确诊病例（瑞-吉染色，×1000）

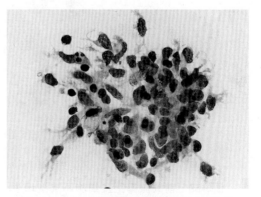

图3-64　前列腺基上皮细胞团，细胞边界不清，胞质量偏少，胞核椭圆形或不规则，染色质细颗粒状（瑞-吉染色，×1000）

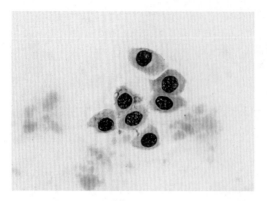

图3-65　前列腺基上皮细胞，数量较多（瑞－吉染色，×1000）

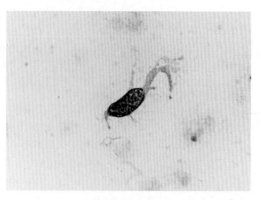

图3-66　退变前列腺基上皮细胞，胞体不规则，胞核明显增大，染色质疏松呈网状（瑞－吉染色，×1000）

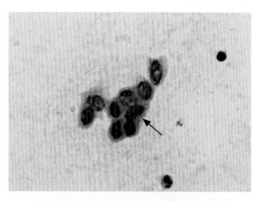

图3-67　前列腺基上皮细胞（箭头所指），胞体偏小，成片分布，胞质边界不清，胞核大，核质比高（瑞－吉染色，×1000）

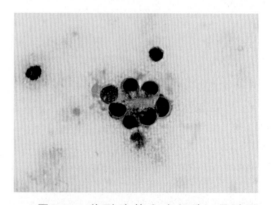

图3-68　前列腺基上皮细胞，呈腺腔样排列，核质比高，染色质颗粒状，无核仁（瑞－吉染色，×1000）

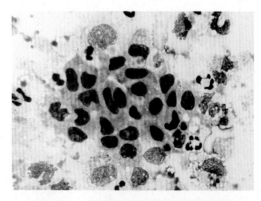

图3-69　前列腺基上皮细胞不典型增生，细胞成片分布，边界不清，染色质致密，可见小核仁（瑞－吉染色，×1000）

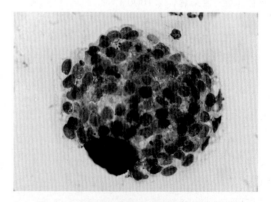

图3-70　前列腺基上皮细胞不典型增生，细胞聚集呈球形，胞质薄浅染，胞核大，染色质细致疏松（瑞－吉染色，×1000）

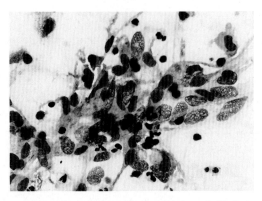

图3-71　前列腺基上皮细胞，成片分布（瑞-吉染色，×1000）

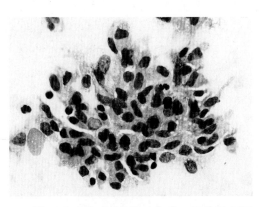

图3-72　前列腺基上皮细胞，细胞边界不清（瑞-吉染色，×1000）

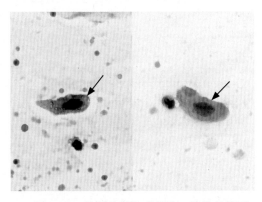

图3-73　前列腺基上皮细胞，胞体呈梭形，背景可见大量前列腺小体（巴氏染色，×1000）

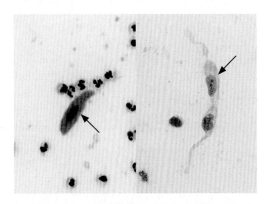

图3-74　前列腺基上皮细胞（箭头所指），细胞呈梭形（HE染色（左），NAP染色（右），×1000）

（二）尿路上皮细胞

尿路上皮细胞由肾盂、输尿管、膀胱和尿道近膀胱段等处的尿路上皮组织脱落而来，分为表层、中层和底层尿路上皮细胞。

1.表层尿路上皮细胞　大小为15～40μm，胞体大，圆形或不规则形，胞质量丰富，胞核圆形或卵圆形，居中或稍偏位，染色质细颗粒状，有时可见小核仁。各种形态的表层尿路上皮细胞见图3-75～图3-82。

临床意义：前列腺液中的尿路上皮细胞可能来源于尿液污染，无临床意义。该类细胞形态与前列腺主上皮细胞形态类似，注意结合病史综合分析。

2.中-底层尿路上皮细胞　中层尿路上皮细胞胞体大小为20～30μm，多呈圆形、类圆形或梭形，胞质量中等，呈颗粒状，胞核稍大，圆形或椭圆形。底层尿路上皮细胞大小为15～30μm，核质比高。各种形态的中-底层尿路上皮细胞见图3-83～图3-88。

临床意义：尿液中可见中-底层尿路上皮细胞，常见于膀胱炎及尿道炎等；前列腺液见不到该类细胞，若出现，可能来源于尿液污染。

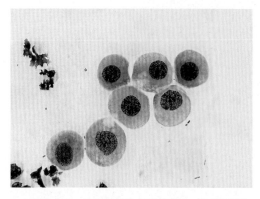

图3-75   表层尿路上皮细胞，胞体圆形，胞质量丰富，灰蓝色，胞核圆形，居中，染色质颗粒状，核仁隐约可见（瑞-吉染色，×1000）

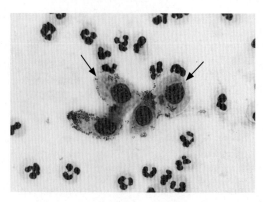

图3-76   表层尿路上皮细胞（箭头所指），胞质嗜碱性强，胞核圆形，染色质颗粒状；细胞表面黏附大量细菌（瑞-吉染色，×1000）

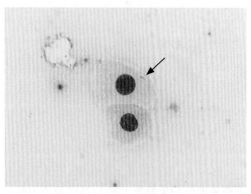

图3-77   表层尿路上皮细胞（箭头所指），胞质量丰富，着色较浅，胞核圆形（瑞-吉染色，×1000）

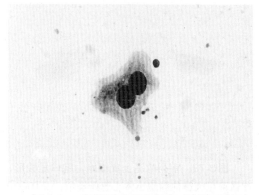

图3-78   表层尿路上皮细胞，胞体不规则，呈多边形，双核，染色质颗粒状，核仁明显（瑞-吉染色，×1000）

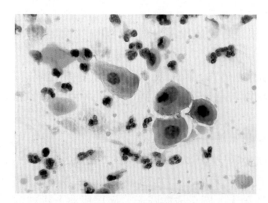

图3-79   表层尿路上皮细胞，胞体大小不等，胞质丰富，核染色质深染，呈细颗粒状（巴氏染色，×1000）

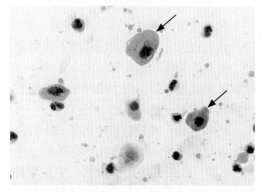

图3-80   表层尿路上皮细胞（箭头所指），胞质蓝色，胞核深染（巴氏染色，×1000）

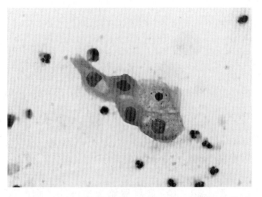

图3-81　表层尿路上皮细胞，细胞成片分布，胞质丰富，呈紫红色，胞核呈蓝紫色，染色质疏松（HE染色，×1000）

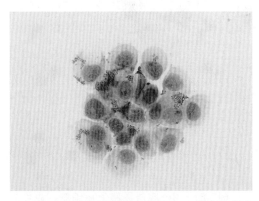

图3-82　底层尿路上皮细胞，成片分布胞体圆形，胞质丰富，核圆形，核染色质细颗粒状，黏附大量细菌（NAP染色，×1000）

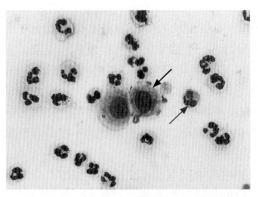

图3-83　中-底层尿路上皮细胞（黑箭所指），细胞圆形，胞质嗜碱性强，核偏大，核质比高；嗜酸性粒细胞（红箭所指）（瑞-吉染色，×1000）

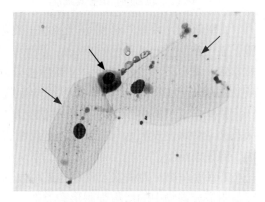

图3-84　中-底层尿路上皮细胞（黑箭所指）；鳞状上皮细胞（红箭所指）（瑞-吉染色，×1000）

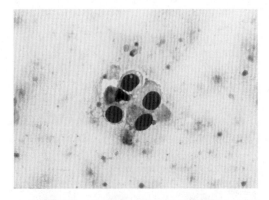

图3-85　中-底层尿路上皮细胞，细胞边界不清，胞核大，核质比高，染色质细致（瑞-吉染色，×1000）

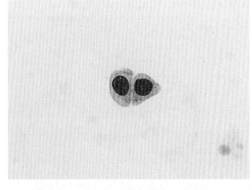

图3-86　中-底层尿路上皮细胞，胞质量偏少，核质比高，胞核圆形，核仁不明显（瑞-吉染色，×1000）

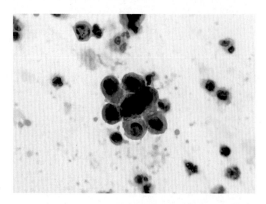

图3-87 中-底层尿路上皮细胞，成片分布，胞质量少，核质比高（巴氏染色，×1000）

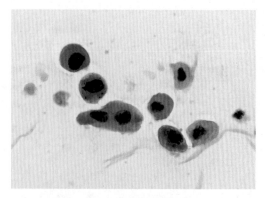

图3-88 中-底层尿路上皮细胞，胞质蓝色，胞核深染，呈深蓝色（巴氏染色，×1000）

（三）鳞状上皮细胞和线索细胞

1.鳞状上皮细胞　分为表层鳞状上皮细胞、中层鳞状上皮细胞和底层鳞状上皮细胞。表层细胞大小为60～100μm，圆形或不规则形，边缘常出现卷褶或折叠现象，胞质丰富，着色较浅，胞核小，呈圆形或卵圆形；中、底层鳞状上皮细胞胞体逐渐减小，核质比逐渐增高。各种形态的鳞状上皮细胞见图3-89～图3-118。

临床意义：前列腺液中偶见鳞状上皮细胞，来源于尿道上皮细胞脱落，一般无临床意义。鳞状上皮细胞与前列腺主上皮细胞体积大小相仿，前者胞质更薄一些，着色偏浅，胞核偏小。

2.线索细胞　为鳞状上皮细胞黏附大量加德纳菌或厌氧菌形成的一类细胞。未染色时与阴道分泌物中的线索细胞形态类似，染色后的细胞结构清晰，可见表面黏附的细菌（图3-119～图3-124）。

临床意义：正常前列腺液中无线索细胞；若出现在前列腺液中，可能来源于尿道炎、精囊炎、前列腺腺管阻塞或细菌性前列腺炎等；除此之外，该类细胞不排除携带污染的可能，鉴定致病菌需结合细菌培养结果。

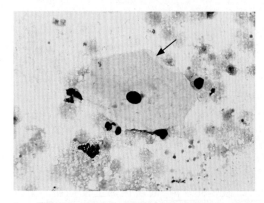

图3-89 鳞状上皮细胞（箭头所指），胞体大，胞质丰富，胞核小（瑞-吉染色，×1000）

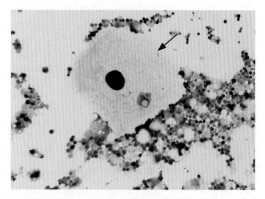

图3-90 鳞状上皮细胞（箭头所指），胞质丰富、较薄，背景可见大量前列腺小体（瑞-吉染色，×1000）

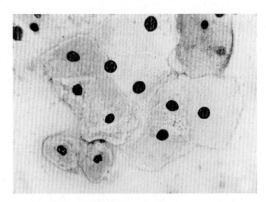

图3-91　鳞状上皮细胞，细胞成片分布（瑞-吉染色，×1000）

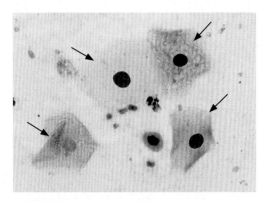

图3-92　鳞状上皮细胞（箭头所指），细胞大小不等，形态不规则（瑞-吉染色，×1000）

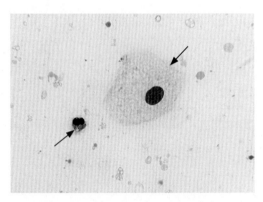

图3-93　鳞状上皮细胞（黑箭所指），胞质着色较浅，呈灰蓝色；嗜酸性粒细胞（红箭所指）（瑞-吉染色，×1000）

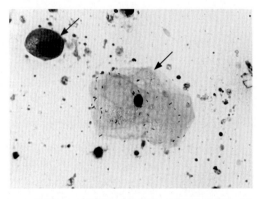

图3-94　鳞状上皮细胞（黑箭所指）黏附少量细菌；前列腺主上皮细胞（红箭所指）（瑞-吉染色，×1000）

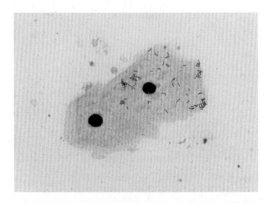

图3-95　鳞状上皮细胞，胞体大，胞质丰富，黏附大量杆菌（瑞-吉染色，×1000）

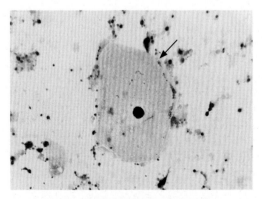

图3-96　鳞状上皮细胞（箭头所指），胞体细胞边缘黏附细菌（瑞-吉染色，×1000）

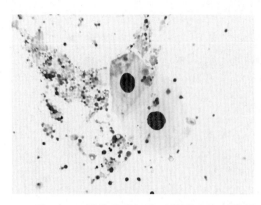

图3-97 鳞状上皮细胞，背景可见大量前列腺小体（瑞-吉染色，×1000）

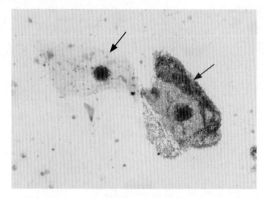

图3-98 退化鳞状上皮细胞（黑箭所指）；线索细胞（红箭所指）（瑞-吉染色，×1000）

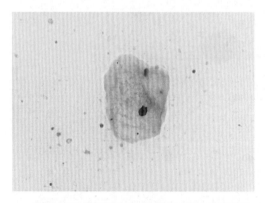

图3-99 鳞状上皮细胞，胞体不规则，胞质呈粉红色，胞核着色偏深（革兰染色，×1000）

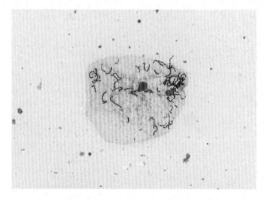

图3-100 鳞状上皮细胞，细胞黏附大量G⁺链球菌（革兰染色，×1000）

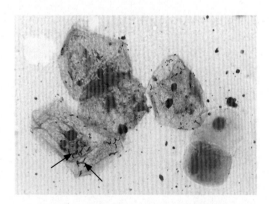

图3-101 鳞状上皮细胞，细胞黏附细菌（箭头所指）（革兰染色，×1000）（1）

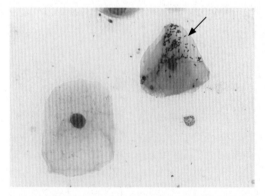

图3-102 鳞状上皮细胞，细胞黏附细菌（箭头所指）（革兰染色，×1000）（2）

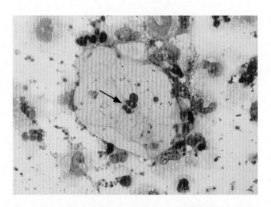

图 3-103　鳞状上皮细胞，细胞黏附中性粒细胞（箭头所指）（革兰染色，×1000）

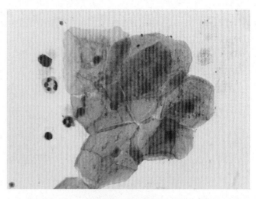

图 3-104　鳞状上皮细胞，细胞成片分布（革兰染色，×1000）

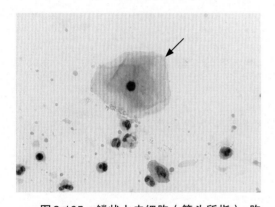

图 3-105　鳞状上皮细胞（箭头所指），胞体大，多边形，胞质丰富且质地较薄，呈粉红色，胞核小，深染（巴氏染色，×1000）

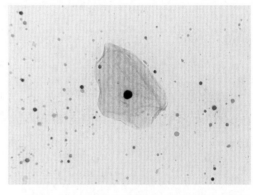

图 3-106　鳞状上皮细胞，背景可见大量前列腺小体（巴氏染色，×1000）

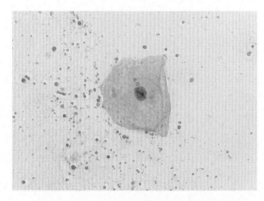

图 3-107　鳞状上皮细胞，胞体呈多边形，胞质呈浅绿色，核深染，背景可见大量前列腺小体（巴氏染色，×1000）

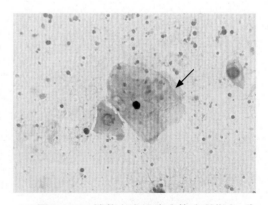

图 3-108　鳞状上皮细胞（箭头所指），胞质呈粉色，核小、固缩，黏附前列腺小体（巴氏染色，×1000）

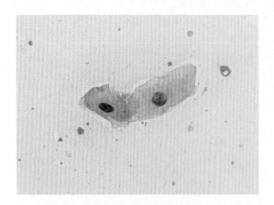

图3-109　鳞状上皮细胞，细胞大小不等，胞质薄，着色深浅不一（巴氏染色，×1000）

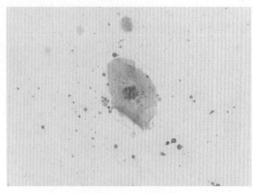

图3-110　鳞状上皮细胞（巴氏染色，×1000）

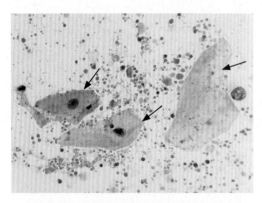

图3-111　鳞状上皮细胞（黑箭所指），红箭所指鳞状上皮细胞无细胞核，背景可见大量前列腺小体（巴氏染色，×1000）

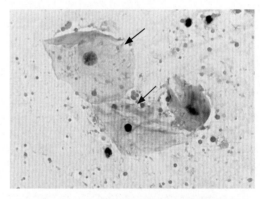

图3-112　鳞状上皮细胞（黑箭所指），红箭所指鳞状上皮细胞为不完全角化鳞状上皮细胞（巴氏染色，×1000）

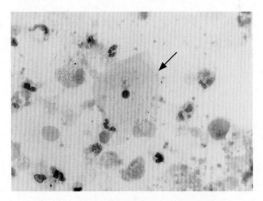

图3-113　鳞状上皮细胞（箭头所指），胞体不规则，胞质浅红色，胞核小、深染（NAP染色，×1000）

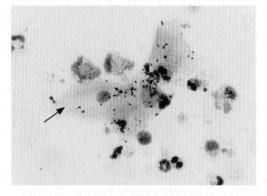

图3-114　鳞状上皮细胞（箭头所指）黏附细菌（NAP染色，×1000）

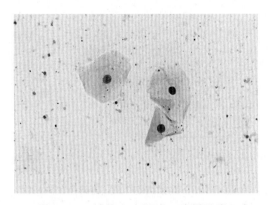

图3-115　鳞状上皮细胞，胞质呈浅红色，胞核着色偏深（HE染色，×1000）

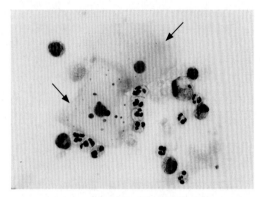

图3-116　退化鳞状上皮细胞（箭头所指），背景可见巨噬细胞及中性粒细胞（HE染色，×1000）

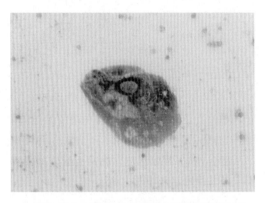

图3-117　鳞状上皮细胞，胞质呈紫红色，胞核呈蓝绿色（糖原染色，×1000）

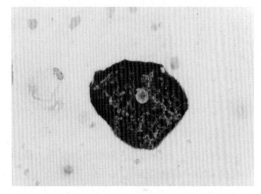

图3-118　鳞状上皮细胞，胞质呈紫红色（糖原染色，×1000）

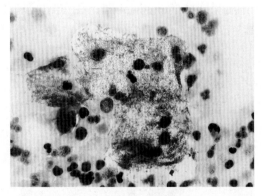

图3-119　线索细胞，黏附短小杆菌，背景可见大量中性粒细胞（瑞-吉染色，×1000）

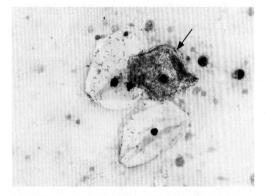

图3-120　线索细胞（箭头所指），黏附大量短小杆菌（瑞-吉染色，×1000）

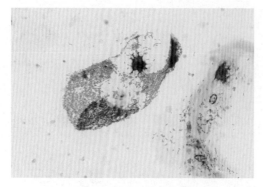

图3-121　线索细胞（瑞-吉染色，×1000）

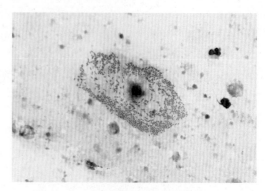

图3-122　线索细胞（瑞-吉染色，×1000）

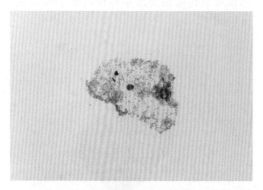

图3-123　线索细胞，细胞表面黏附大量短小杆菌（NAP染色，×1000）

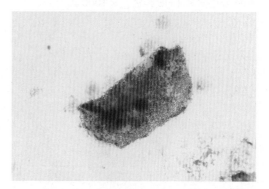

图3-124　线索细胞，黏附大量G⁻短小杆菌（革兰染色，×1000）

（四）柱状上皮细胞

该类细胞散在分布或呈栅栏样排列，单个细胞呈圆柱形，上宽下窄，在一侧可见刷状缘，胞核椭圆形，偏于基底侧（图3-125，图3-126）。

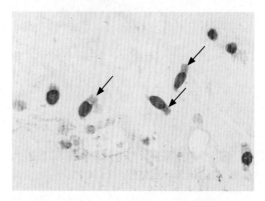

图3-125　柱状上皮细胞（箭头所指），细胞散在分布，胞体呈柱状，一侧可见稍平齐的刷状缘，尾部尖细（瑞-吉染色，×1000）

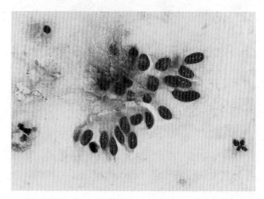

图3-126　柱状上皮细胞，呈栅栏样排列，胞核椭圆形，偏于基底侧（瑞-吉染色，×1000）

临床意义：正常前列腺液中见不到柱状上皮细胞；前列腺按摩后，尿道损伤可能会出现该类细胞。

二、红细胞与白细胞

（一）红细胞

与尿液中红细胞形态相似。正常前列腺液中红细胞＜5个/HP。在前列腺炎、精囊炎、前列腺出血、前列腺癌或前列腺按摩挤压过重时，红细胞可大量出现（图3-127～图3-130）。

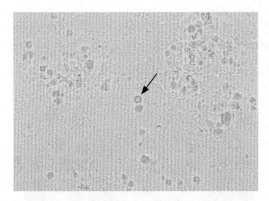

图3-127　红细胞（箭头所指）（未染色，×400）

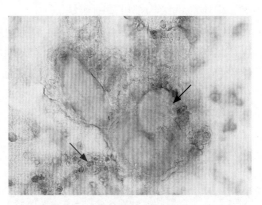

图3-128　红细胞（红箭所指），陈旧红细胞（黑箭所指）（瑞-吉染色，×400）

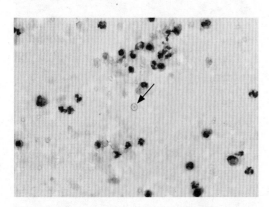

图3-129　红细胞（箭头所指）（瑞-吉染色，×400）

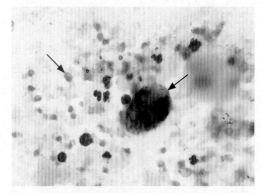

图3-130　红细胞（红箭所指）；巨噬细胞吞噬红细胞（黑箭所指）（瑞-吉染色，×1000）

（二）白细胞

1.中性粒细胞　前列腺液中的中性粒细胞与外周血中的形态类似，细胞散在、成片或成堆分布，当前列腺出现炎性病变时，中性粒细胞数量及比例明显增多（图3-131～图3-133）；前列腺炎症发展到不同阶段，细胞数量及种类会发生变化，中性粒细胞可伴其他细胞（如淋巴细胞、巨噬细胞、嗜酸性粒细胞等）增多（图3-134～图

3-138）；在一些慢性前列腺炎病例中，常见凋亡的中性粒细胞，该类细胞胞体变小，胞核固缩、碎裂或溶解（图3-139，图3-140）；在细菌性前列腺炎病例中，不仅可见细菌，而且经常可以发现中性粒细胞吞噬细菌的现象（图3-141～图3-144）；此外，在慢性前列腺炎病例中，中性粒细胞数量增多，而前列腺小体的数量不同程度地减少（图3-145），部分病例伴淀粉样小体增多（图3-146），或中性粒细胞出现变性空泡。

临床意义：中性粒细胞是前列腺炎中比较常见的细胞之一，尤其多见于各种原因导致的感染性前列腺疾病、前列腺结石、慢性精囊炎等，细胞数量及比例明显增高。

（1）瑞-吉染色：该种染色较适合白细胞分类，由于前列腺液标本受淀粉样小体、前列腺小体、蛋白质、脂肪等物质的影响，可能使细胞分布不均，细胞着色可能受到影响，但胞核的结构都可清晰辨认。

（2）其他染色：革兰染色常用于前列腺中细菌的鉴别（图3-147）；巴氏染色不仅可以区分中性粒细胞，还可以鉴别上皮细胞和各种不同吞噬物（图3-148）；此外，糖原染色、NAP染色和HE染色也可鉴别白细胞（图3-149～图3-156）。

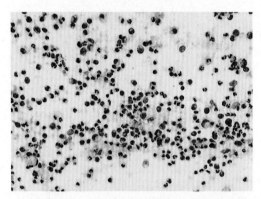

图3-131 中性粒细胞伴单核细胞和淋巴细胞增多，来源于慢性前列腺炎确诊病例（瑞-吉染色，×200）

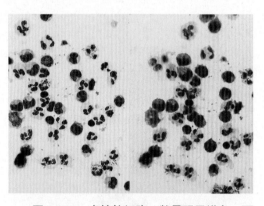

图3-132 中性粒细胞，数量明显增多，可见胞内菌（瑞-吉染色＋革兰染色，×400）

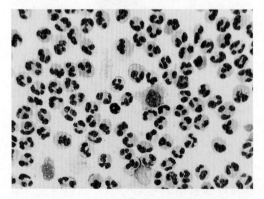

图3-133 中性粒细胞，数量明显增多，细胞形态完整，来源于淋菌性前列腺炎确诊病例（瑞-吉染色，×1000）

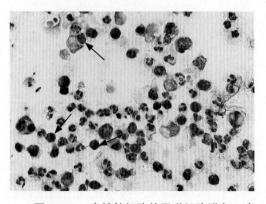

图3-134 中性粒细胞伴巨噬细胞增多，嗜酸性粒细胞（箭头所指）少量（瑞-吉染色，×1000）

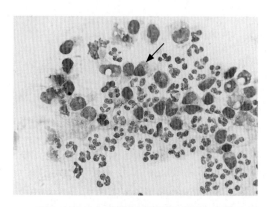

图3-135　中性粒细胞伴淋巴细胞（箭头所指）增多（瑞-吉染色，×1000）

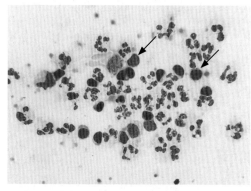

图3-136　中性粒细胞伴淋巴细胞（箭头所指）增多（瑞-吉染色，×1000）

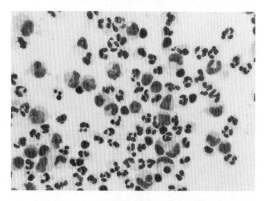

图3-137　中性粒细胞伴巨噬细胞增多，前列腺小体明显减少，来源于慢性前列腺炎急性发作确诊病例（瑞-吉染色，×1000）

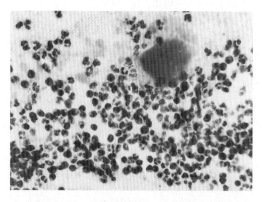

图3-138　中性粒细胞，细胞数量明显增多，背景可见淀粉样小体（瑞-吉染色，×1000）

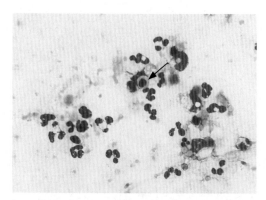

图3-139　中性粒细胞，细胞数量增多，可见少量凋亡细胞（箭头所指）（瑞-吉染色，×1000）

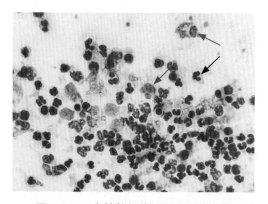

图3-140　中性粒细胞，凋亡细胞少量（黑箭所指），退化细胞易见（红箭所指）（瑞-吉染色，×1000）

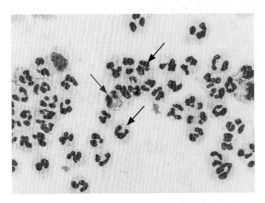

图3-141　中性粒细胞（黑箭所指），可见胞内菌（红箭所指），来源于细菌性前列腺炎确诊病例（瑞-吉染色，×1000）

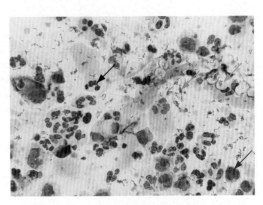

图3-142　中性粒细胞（黑箭所指）、细菌（蓝箭所指）、草酸钙结晶（绿箭所指）、单核细胞（红箭所指）（瑞-吉染色，×1000）

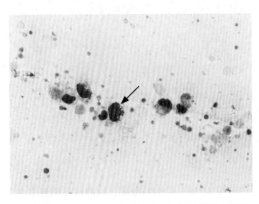

图3-143　中性粒细胞（箭头所指），吞噬细菌（瑞-吉染色，×1000）

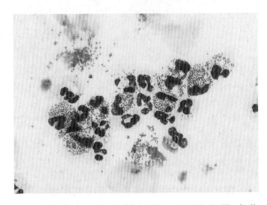

图3-144　中性粒细胞，吞噬大量球菌（瑞-吉染色，×1000）

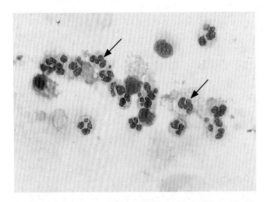

图3-145　中性粒细胞（箭头所指），细胞数量增多，前列腺小体明显减少（瑞-吉染色，×1000）

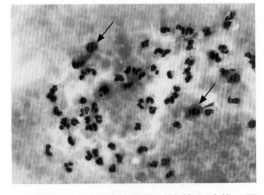

图3-146　中性粒细胞，胞核分叶状，可见大量淀粉样小体（箭头所指）（瑞-吉染色，×1000）

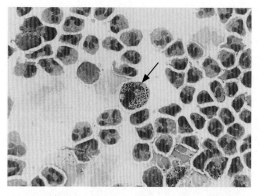

图3-147　中性粒细胞，吞噬G⁻双球菌（箭头所指）（革兰染色，×1000）

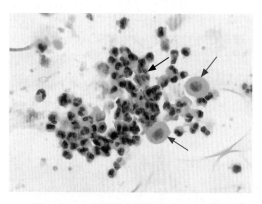

图3-148　中性粒细胞，细胞成团分布（黑箭所指）；红箭所指为前列腺主上皮细胞（巴氏染色，×1000）

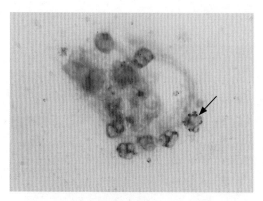

图3-149　中性粒细胞（箭头所指），糖原染色呈阳性反应，胞质颗粒呈紫红色（糖原染色，×1000）

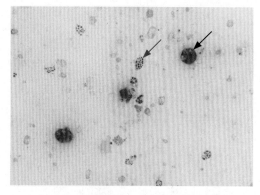

图3-150　中性粒细胞（黑箭所指），前列腺小体呈紫红色（红箭所指）（糖原染色，×1000）

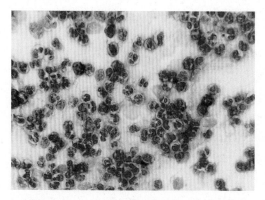

图3-151　中性粒细胞，NAP染色阳性，胞质颗粒呈蓝色（箭头所指）（NAP染色，×1000）

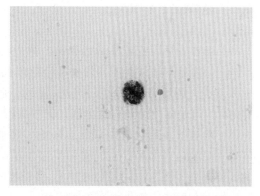

图3-152　中性粒细胞，NAP染色呈强阳性，胞质颗粒呈深蓝色（NAP染色，×1000）

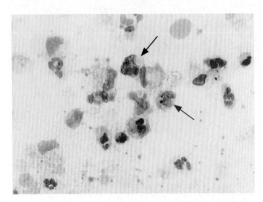

图3-153　中性粒细胞（黑箭所指），巨噬细胞（红箭所指），来源于慢性前列腺炎确诊病例（NAP染色，×1000）

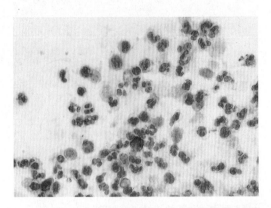

图3-154　中性粒细胞，细胞数量明显增多，来源于细菌性前列腺炎确诊病例（NAP染色，×1000）

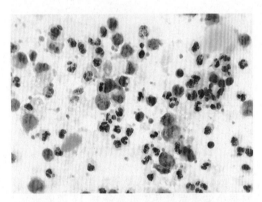

图3-155　中性粒细胞伴巨噬细胞增多，NAP染色阴性，来源于非细菌性前列腺炎确诊病例（NAP染色，×1000）

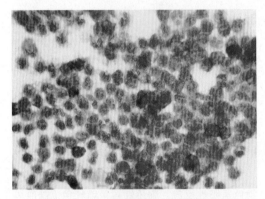

图3-156　中性粒细胞，细胞数量极度增多，部分细胞胞体不完整，来源于前列腺脓肿确诊病例（NAP染色，×1000）

　　2.淋巴细胞与反应性淋巴细胞　淋巴细胞形态同血液中的淋巴细胞（图3-157～图3-160），多见于结核性前列腺炎、慢性前列腺炎或细菌性前列腺炎等。反应性淋巴细胞胞体增大，胞质嗜碱性增强，呈深蓝色，胞核大、不规则，染色质致密（图3-161～图3-164），可与淋巴细胞同时出现，见于病毒性前列腺炎、结核性前列腺炎等疾病。

　　3.嗜酸性粒细胞与嗜碱性粒细胞　嗜酸性粒细胞胞体大小为10～15μm，胞质内可见大量橘红色颗粒，有时颗粒可溢出细胞外（图3-165～图3-170）。嗜碱性粒细胞形态同外周血（图3-171，图3-172），多与嗜酸性粒细胞同时出现，见于细菌性前列腺炎、变应性前列腺炎、寄生虫感染等疾病。

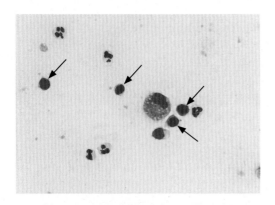

图3-157　淋巴细胞（箭头所指），体积偏小，胞质量少（瑞-吉染色，×1000）

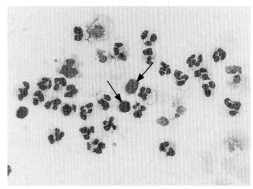

图3-158　淋巴细胞（箭头所指）伴中性粒细胞增多（瑞-吉染色，×1000）

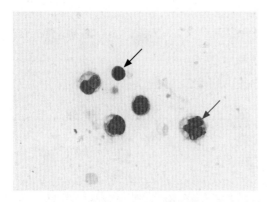

图3-159　淋巴细胞（红箭所指）伴巨噬细胞（黑箭所指）增多（瑞-吉染色，×1000）

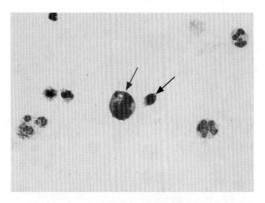

图3-160　淋巴细胞（黑箭所指），反应性淋巴细胞（红箭所指）（瑞-吉染色，×1000）

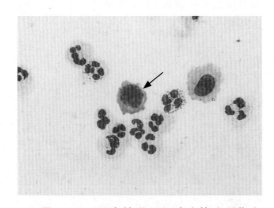

图3-161　反应性淋巴细胞（箭头所指），胞体偏大，胞质嗜碱性强，染色质致密，来源于淋菌性前列腺炎确诊病例（瑞-吉染色，×1000）

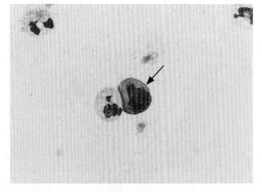

图3-162　反应性淋巴细胞（箭头所指），胞质嗜碱性强，呈深蓝色，胞核不规则，染色质致密（瑞-吉染色，×1000）

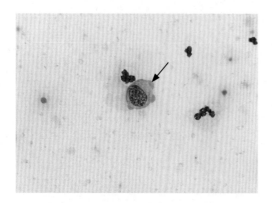

图3-163　反应性淋巴细胞（箭头所指），胞体偏大，胞质嗜碱性增强（瑞-吉染色，×1000）

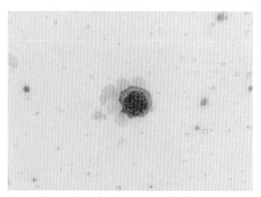

图3-164　反应性淋巴细胞，细胞体积偏大，胞核大，核质比高（瑞-吉染色，×1000）

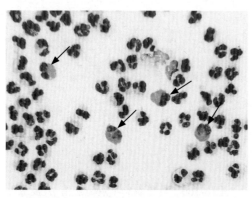

图3-165　嗜酸性粒细胞（箭头所指），胞质内可见橘红色颗粒，背景可见大量中性粒细胞（瑞-吉染色，×1000）

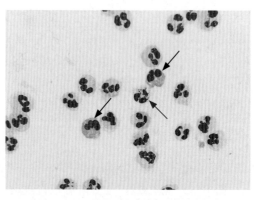

图3-166　嗜酸性粒细胞（黑箭所指）；中性粒细胞吞噬细菌（红箭所指）（瑞-吉染色，×1000）

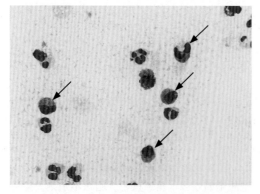

图3-167　嗜酸性粒细胞（箭头所指），数量明显增多，来源于淋病性尿道炎治疗不彻底诱发淋菌性前列腺炎病例（瑞-吉染色，×1000）

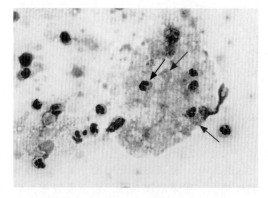

图3-168　嗜酸性粒细胞（黑箭所指），嗜酸性粒细胞颗粒溢出（红箭所指）（瑞-吉染色，×1000）

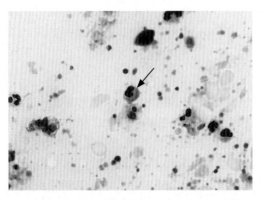

图3-169　嗜酸性粒细胞（箭头所指），背景可见大量蓝色的前列腺小体（瑞-吉染色，×1000）

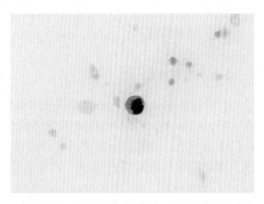

图3-170　嗜酸性粒细胞，嗜酸性颗粒呈橘红色（巴氏染色，×1000）

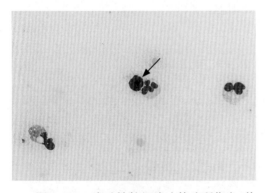

图3-171　嗜碱性粒细胞（箭头所指），体积偏小，胞质含粗大蓝黑色颗粒，覆盖于胞核上（瑞-吉染色，×1000）

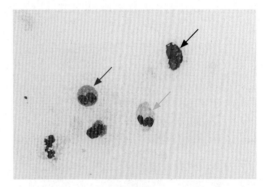

图3-172　嗜碱性粒细胞（黑箭所指），胞质内可见蓝黑色的嗜碱性颗粒；嗜酸性粒细胞（红箭所指）；中性粒细胞（蓝箭所指）（瑞-吉染色，×1000）

4.浆细胞　细胞胞体呈圆形或椭圆形，胞质量丰富，呈灰蓝色，部分细胞可见小空泡，胞核圆形、明显偏位，核旁可见淡染区（图3-173，图3-174）。浆细胞增多见于细菌性前列腺炎复发或急性变、淋菌性前列腺炎、肉芽肿性前列腺炎等疾病。

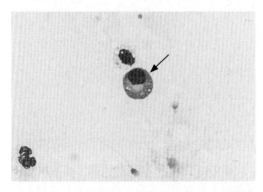

图3-173　浆细胞（箭头所指），胞质丰富，呈灰蓝色，可见核旁淡染区，胞核偏位（瑞-吉染色，×1000）

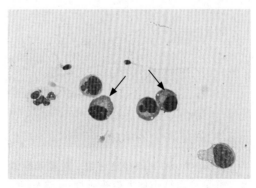

图3-174　浆细胞（箭头所指），胞质灰蓝色，胞核明显偏位（瑞-吉染色，×1000）

三、其他细胞

（一）颗粒细胞

1.前列腺颗粒细胞　是前列腺液未染色时镜检观察到细胞内富含大量颗粒的一类细胞（图3-175～图3-180），该类细胞体积大小不等，部分细胞体积较大，胞质内充满颗粒，覆盖胞核。该类细胞是由具有吞噬功能的细胞吞噬脂类物质或前列腺小体等物质，或上皮细胞发生脂肪变性形成。吞噬脂肪颗粒的细胞，经苏丹Ⅲ染色后呈橘红色（图3-181，图3-182），瑞-吉染色时间较短或玻片染色后未干燥时，可见未溶解的脂肪颗粒（图3-183，图3-184）；若吞噬前列腺小体或其他物质时，胞质内可见体积大小不一的蓝色或灰蓝色颗粒（图3-185～图3-196）。在前列腺炎病例中，前列腺颗粒细胞常伴白细胞增多；部分老年人前列腺液中也可以发现该类细胞。

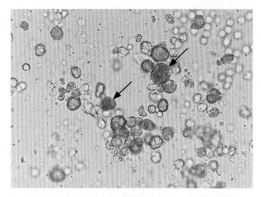

图3-175　前列腺颗粒细胞（箭头所指），细胞大小不等，胞质充满大小不等的颗粒，有折光性（未染色，×400）

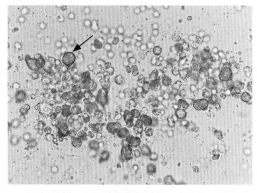

图3-176　前列腺颗粒细胞（箭头所指），背景可见大量体积偏小的白细胞（未染色，×400）

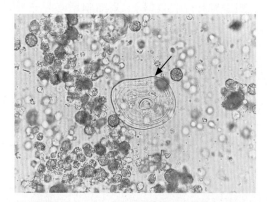

图3-177　前列腺颗粒细胞，数量明显增多，可见淀粉样小体（箭头所指）（未染色，×400）

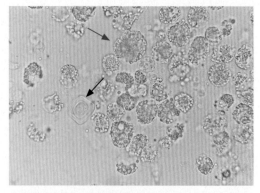

图3-178　前列腺颗粒细胞（红箭所指），胞质内的颗粒有折光性，可见淀粉样小体（黑箭所指）（未染色，×1000）

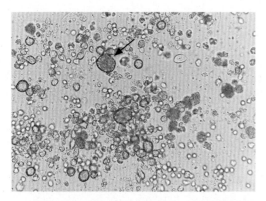

图3-179　前列腺颗粒细胞，数量明显增多，部分细胞胞体巨大（箭头所指），背景可见大量白细胞（未染色，×400）

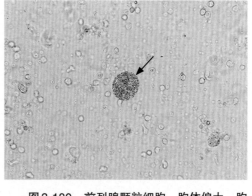

图3-180　前列腺颗粒细胞，胞体偏大，胞质充满颗粒（箭头所指），背景可见体积较小的白细胞（未染色，×400）

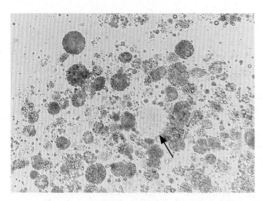

图3-181　前列腺脂肪颗粒细胞，数量明显增多，颗粒呈橘红色，可见淀粉样小体（箭头所指）（苏丹Ⅲ染色，×400）

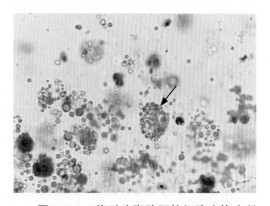

图3-182　前列腺脂肪颗粒细胞（箭头所指），胞质内橘红色颗粒清晰可见，部分细胞破碎（苏丹Ⅲ染色，×1000）

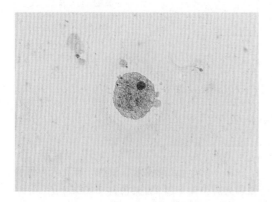

图3-183　前列腺脂肪颗粒细胞，胞质充满淡黄色的脂肪颗粒（瑞-吉染色，×1000）

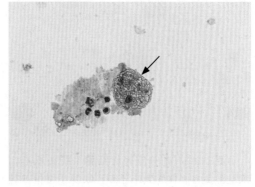

图3-184　前列腺脂肪颗粒细胞（箭头所指），胞质充满脂肪颗粒（瑞-吉染色，×1000）

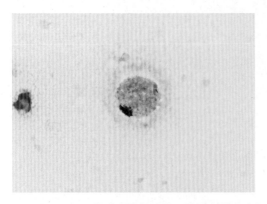

图3-185 前列腺颗粒细胞，胞质充满大小不一的蓝色颗粒（瑞-吉染色，×1000）

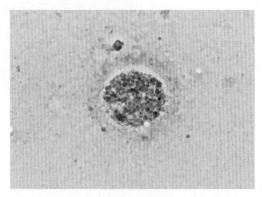

图3-186 前列腺颗粒细胞，与图3-185为同一细胞（瑞-吉染色，相差镜检，×1000）

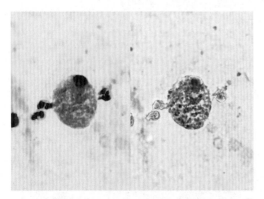

图3-187 前列腺颗粒细胞，胞质内颗粒粗大（瑞-吉染色，明场＋相差镜检×1000）

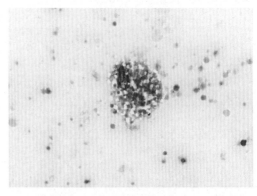

图3-188 前列腺颗粒细胞，其内可见前列腺小体（瑞-吉染色，×1000）

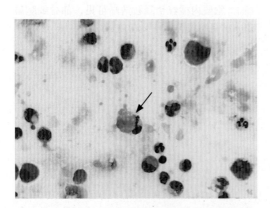

图3-189 前列腺颗粒细胞（箭头所指），细胞数量多，体积大小不一，来源于慢性前列腺炎确诊病例（瑞-吉染色，×1000）

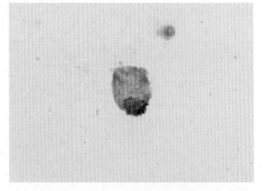

图3-190 前列腺颗粒细胞，胞质内可见少量前列腺小体（瑞-吉染色，×1000）

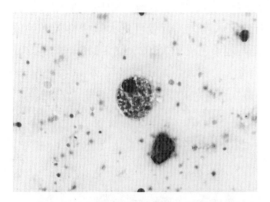

图3-191　前列腺颗粒细胞,胞质内可见大小不一的蓝色颗粒(瑞-吉染色,×1000)

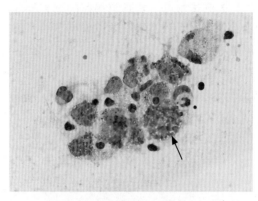

图3-192　前列腺颗粒细胞(箭头所指),吞噬大量前列腺小体(瑞-吉染色,×1000)

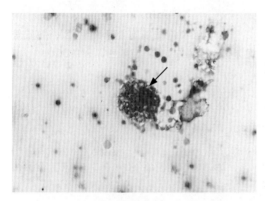

图3-193　前列腺颗粒细胞(箭头所指),胞质内颗粒丰富、厚重(瑞-吉染色,×1000)

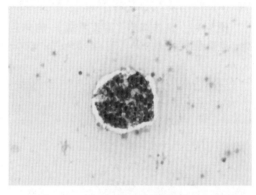

图3-194　前列腺颗粒细胞,胞质内颗粒丰富,胞核被推挤到一侧(瑞-吉染色,×1000)

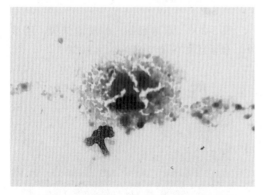

图3-195　前列腺颗粒细胞,细胞不完整,胞质内可见大量前列腺小体(瑞-吉染色,×1000)

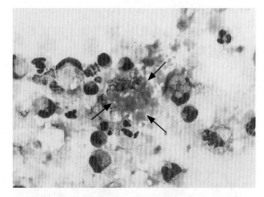

图3-196　前列腺颗粒细胞(箭头所指),吞噬大量前列腺小体,胞核退化(瑞-吉染色,×1000)

2.泡沫细胞 含脂肪颗粒的细胞经瑞－吉染色，脂肪颗粒溶解，胞质呈泡沫样，称为泡沫细胞。该类细胞体积大小不一，部分细胞胞体巨大，背景可见大量中性粒细胞或巨噬细胞等，瑞－吉染色见图3-197～图3-214，其他染色见图3-202、图3-215～图3-230。

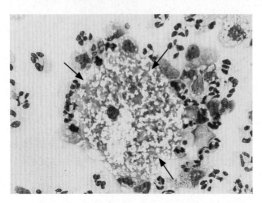

图3-197 泡沫细胞（箭头所指），胞体巨大，胞质泡沫状，胞核小（瑞－吉染色，×1000）

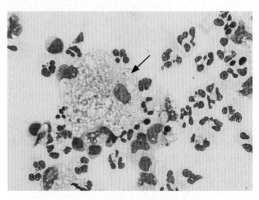

图3-198 泡沫细胞（箭头所指），胞质呈泡沫状，核偏位（瑞－吉染色，×1000）

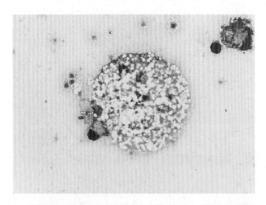

图3-199 泡沫细胞，胞体大，胞核溶解（瑞－吉染色，×1000）

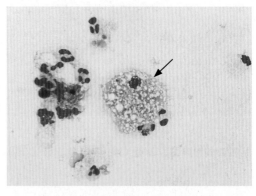

图3-200 泡沫细胞，胞质泡沫样，胞核小，呈紫红色（瑞－吉染色，×1000）

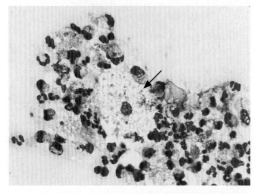

图3-201 泡沫细胞，胞质泡沫样，着色较浅，背景可见大量中性粒细胞，来源于慢性前列腺炎确诊病例（瑞－吉染色，×1000）

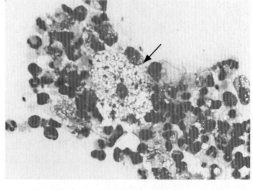

图3-202 泡沫细胞，与图3-201为同一细胞（革兰染色，×1000）

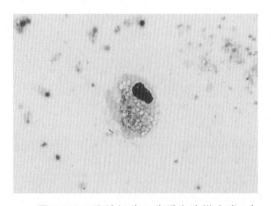

图3-203　泡沫细胞，胞质泡沫样（瑞-吉染色，×1000）

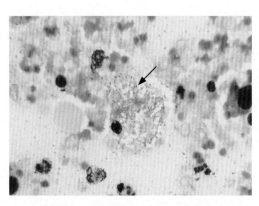

图3-204　泡沫细胞，背景可见大量红细胞（瑞-吉染色，×1000）

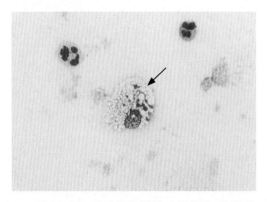

图3-205　泡沫细胞（箭头所指），胞体巨大（瑞-吉染色，×1000）

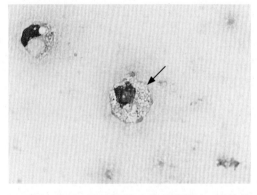

图3-206　泡沫细胞（箭头所指），胞核偏大（瑞-吉染色，×1000）

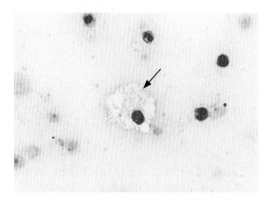

图3-207　泡沫细胞（箭头所指），胞质可见大小不一的空泡，着色较浅（瑞-吉染色，×1000）

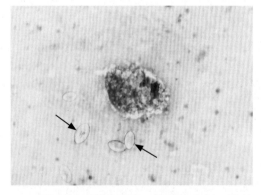

图3-208　泡沫细胞，胞质泡沫样，胞核退化，草酸钙结晶（箭头所指）（瑞-吉染色，×1000）

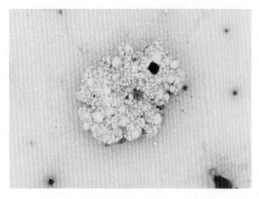

图3-209　泡沫细胞，体积大，胞质内可见
大量体积空泡（瑞-吉染色，×1000）

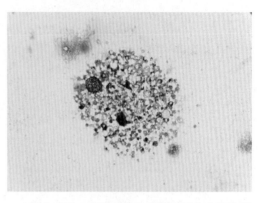

图3-210　泡沫细胞，胞质同时含空泡和颗
粒（瑞-吉染色，×1000）

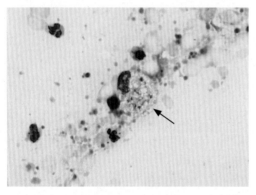

图3-211　泡沫细胞（箭头所指）伴大量前
列腺小体（瑞-吉染色，×1000）

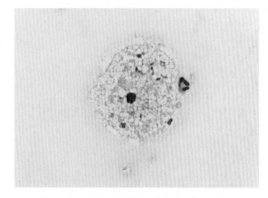

图3-212　泡沫细胞，体积巨大，胞质内可
见均匀的小空泡（瑞-吉染色，×1000）

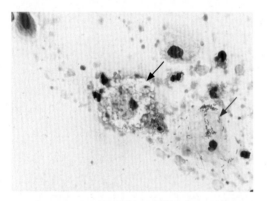

图3-213　泡沫细胞（黑箭所指），背景可
见大量前列腺小体；红箭所指为鳞状上皮细胞
（瑞-吉染色，×1000）

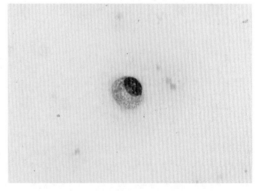

图3-214　泡沫细胞（箭头所指），体积小，
胞质泡沫样，胞核固缩（瑞-吉染色，×1000）

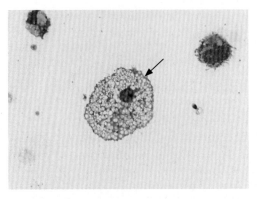

图3-215　泡沫细胞（箭头所指），胞体大，胞质泡沫样，胞核小、深染（革兰染色，×1000）

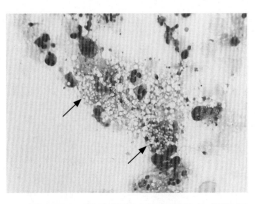

图3-216　泡沫细胞（箭头所指），数量较多（革兰染色，×1000）

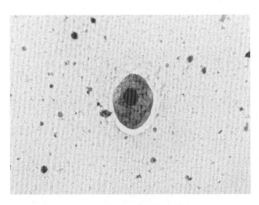

图3-217　泡沫细胞，胞体椭圆形，胞质泡沫样，核圆形、深染（革兰染色，×1000）

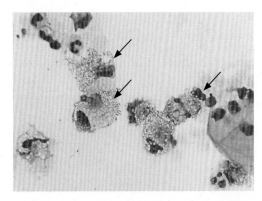

图3-218　泡沫细胞（箭头所指），数量较多，胞质呈泡沫样（革兰染色，×1000）

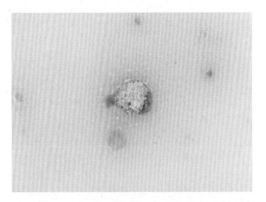

图3-219　泡沫细胞，胞质呈泡沫样，胞核被推挤到一侧（糖原染色，×1000）

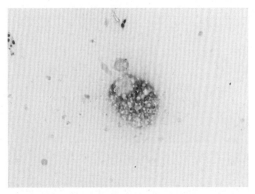

图3-220　泡沫细胞，胞质紫红色，胞核呈蓝绿色（糖原染色，×1000）

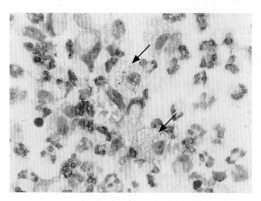

图3-221　泡沫细胞（箭头所指），胞体大，胞质泡沫样（NAP染色，×1000）

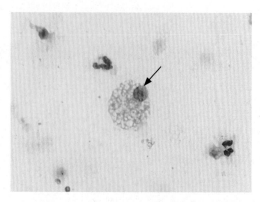

图3-222　泡沫细胞（箭头所指），胞质内可见大小不一的空泡，胞核明显偏位（NAP染色，×1000）

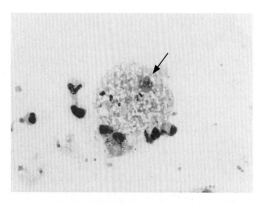

图3-223　泡沫细胞（箭头所指），胞质泡沫样，含有少量颗粒（NAP染色，×1000）

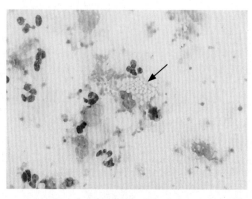

图3-224　泡沫细胞（箭头所指），细胞结构不清，胞质内可见大小均一的空泡（NAP染色，×1000）

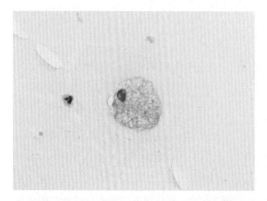

图3-225　泡沫细胞，胞体大，胞质泡沫样，着色偏浅，胞核小、偏位、深染（巴氏染色，×1000）

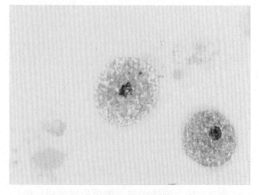

图3-226　泡沫细胞，胞质泡沫样，胞核圆形、深染（巴氏染色，×1000）

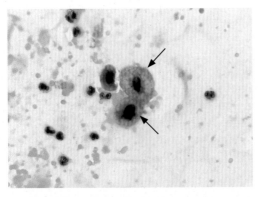

图 3-227 泡沫细胞（箭头所指），细胞大小不等，背景可见中性粒细胞及前列腺小体（巴氏染色，×1000）

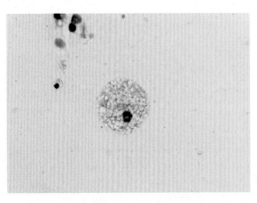

图 3-228 泡沫细胞，胞质内可见大量小空泡，着色较浅，胞核深染（巴氏染色，×1000）

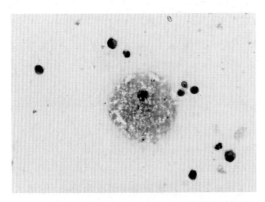

图 3-229 泡沫细胞，胞体大，胞质丰富、泡沫样（巴氏染色，×1000）

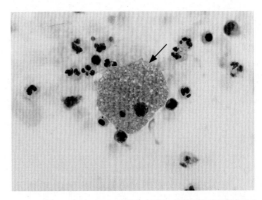

图 3-230 泡沫细胞（箭头所指），胞质呈粉红色、泡沫样，胞核小，偏一侧，呈蓝紫色（HE 染色，×1000）

（二）巨噬细胞和吞噬细胞

1. 巨噬细胞 是由被激活的单核细胞吞噬异物后转变而来的一类细胞。该类细胞形态不规则，多单个散在分布或聚集成堆，可见伪足样突起，胞质丰富，淡蓝色或灰蓝色，其内可见脂质空泡或紫红色细小颗粒，胞核肾形、马蹄形或不规则形，有切迹或折叠，染色质粗网状，着色偏浅，无核仁。巨噬细胞具有吞噬功能，可吞噬如红细胞、白细胞、前列腺小体、结晶、精子、细菌或真菌、含铁血黄素颗粒、脂类物质、淀粉样小体、钙盐物质或其他颗粒等。瑞-吉染色的巨噬细胞见图 3-231 ~图 3-246，其他染色的巨噬细胞见图 3-247 ~图 3-256。

正常前列腺液中无巨噬细胞，该类细胞增多常见于慢性前列腺炎、细菌性前列腺炎、前列腺结石、创伤性前列腺炎、前列腺出血、精囊炎或前列腺肿瘤等疾病。

2. 吞噬细胞 是由巨噬细胞吞噬各种细胞、细胞碎片或各种颗粒形成的一类细胞，该类细胞体积大小不等，染色后的结构清晰，易于鉴别，临床意义与巨噬细胞相同。

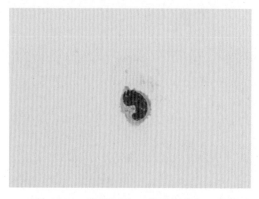

图3-231 巨噬细胞，胞质灰蓝色，胞核呈肾形（瑞-吉染色，×1000）

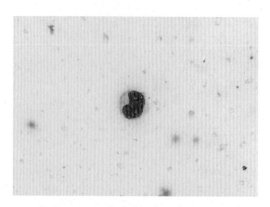

图3-232 巨噬细胞，胞体偏大，胞核不规则（瑞-吉染色，×1000）

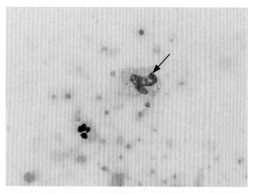

图3-233 巨噬细胞（箭头所指），胞体及胞核不规则（瑞-吉染色，×1000）

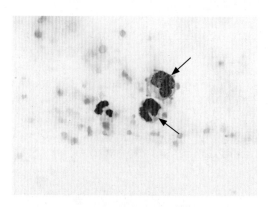

图3-234 巨噬细胞（箭头所指），胞体大小不等（瑞-吉染色，×1000）

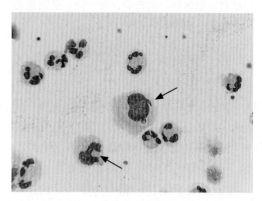

图3-235 巨噬细胞（箭头所指），胞体大小不等，胞质灰蓝色，胞核不规则（瑞-吉染色，×1000）

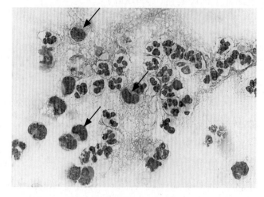

图3-236 巨噬细胞（箭头所指）伴中性粒细胞增多（瑞-吉染色，×1000）

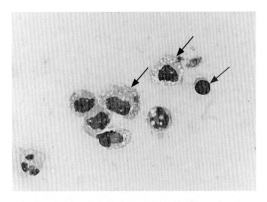

图3-237　巨噬细胞（黑箭所指），胞体不规则，胞质中可见脂质空泡，核形不规则，红箭所指为淋巴细胞（瑞-吉染色，×1000）

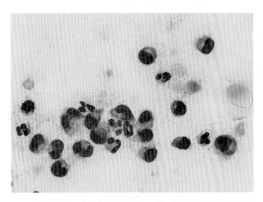

图3-238　巨噬细胞，数量及比例明显增高，体积偏小，分布于涂片的头部（瑞-吉染色，×1000）

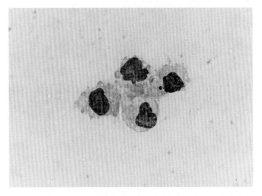

图3-239　巨噬细胞，形态不规则，胞质丰富，灰蓝色，胞核不规则，染色质疏松网状（瑞-吉染色，×1000）

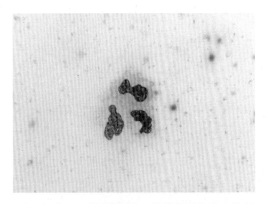

图3-240　巨噬细胞，胞质呈蓝灰色，胞核不规则（瑞-吉染色，×1000）

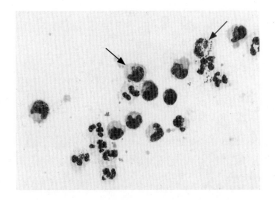

图3-241　巨噬细胞（黑箭所指），胞内菌（红箭所指）来源于细菌性前列腺炎确诊病例（瑞-吉染色，×1000）

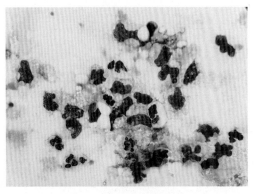

图3-242　巨噬细胞，数量明显增多，背景可见少量中性粒细胞（瑞-吉染色，×1000）

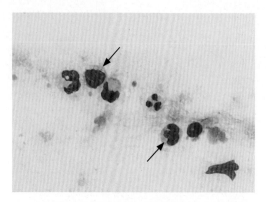

图3-243　巨噬细胞（箭头所指），细胞体积偏小，胞核量偏少，胞核不规则（瑞-吉染色，×1000）

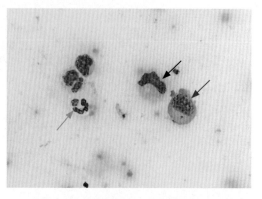

图3-244　巨噬细胞（黑箭所指）、反应性淋巴细胞（红箭所指）、中性粒细胞（蓝箭所指）（瑞-吉染色，×1000）

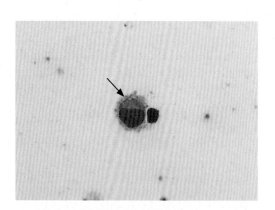

图3-245　巨噬细胞（箭头所指），胞体偏大，胞质嗜碱性增强，细胞边缘有瘤状突起，胞核不规则（瑞-吉染色，×1000）

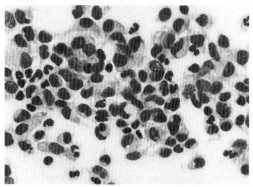

图3-246　巨噬细胞，数量明显增多，聚集成堆，细胞结构不清晰，见于慢性前列腺炎（瑞-吉染色，×1000）

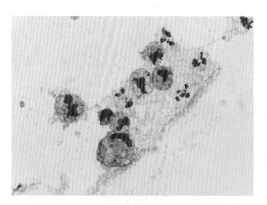

图3-247　巨噬细胞，胞体大小不等，背景可见少量中性粒细胞（革兰染色，×1000）

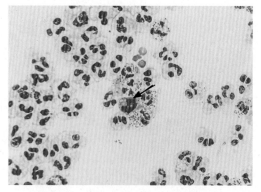

图3-248　巨噬细胞（箭头所指），背景可见大量中性粒细胞，来源于细菌性前列腺炎确诊病例（革兰染色，×1000）

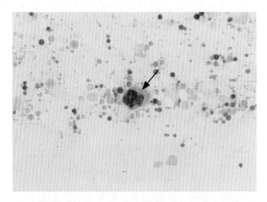

图3-249 巨噬细胞（箭头所指），背景可见大量前列腺小体（巴氏染色，×1000）

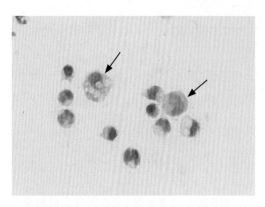

图3-250 巨噬细胞（箭头所指），胞质浅蓝色，可见空泡，胞核不规则（巴氏染色，×1000）

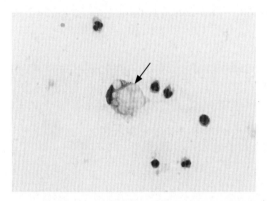

图3-251 巨噬细胞（箭头所指），胞体偏大，胞质内可见大小不一的空泡，胞核被推挤到一侧（HE染色，×1000）

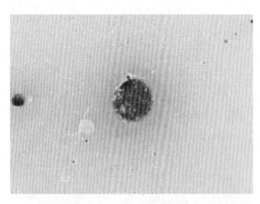

图3-252 巨噬细胞，胞体偏大，胞核偏位（HE染色，×1000）

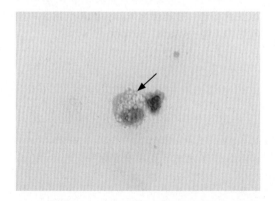

图3-253 巨噬细胞（箭头所指），胞体偏大，胞质泡沫样，胞核不规则（NAP染色，×1000）

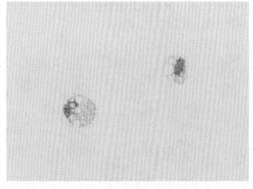

图3-254 巨噬细胞，胞质内可见大小不等的空泡（NAP染色，×1000）

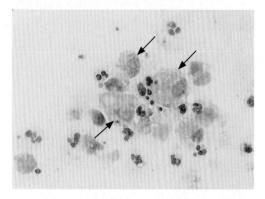

图3-255　巨噬细胞（箭头所指），胞质呈浅红色，胞核不规则、深染（NAP染色，×1000）

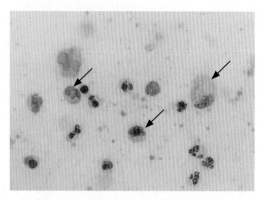

图3-256　巨噬细胞，体积偏大，胞质内可见大量脂质空泡（NAP染色，×1000）

（1）巨噬细胞吞噬白细胞：巨噬细胞可吞噬白细胞，如中性粒细胞、淋巴细胞等，瑞-吉染色见图3-257、图3-258、图3-260～图3-266，其他染色见图3-259、图3-267～图3-282。

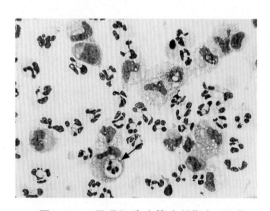

图3-257　吞噬细胞（箭头所指），吞噬了中性粒细胞，背景可见大量巨噬细胞及中性粒细胞（瑞-吉染色，×1000）

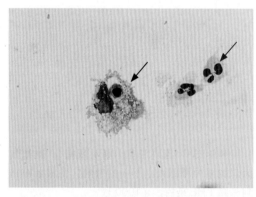

图3-258　吞噬细胞（黑箭所指），吞噬嗜酸性粒细胞，胞质呈泡沫样；红箭所指为中性粒细胞（瑞-吉染色，×1000）

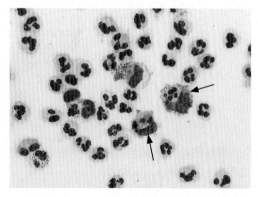

图3-259　吞噬细胞（箭头所指），吞噬中性粒细胞（巴氏染色，×1000）

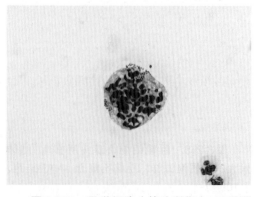

图3-260　吞噬细胞（箭头所指），吞噬凋亡中性粒细胞（瑞-吉染色，×1000）

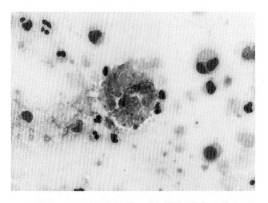

图3-261　吞噬细胞，吞噬前列腺小体和中性粒细胞（瑞－吉染色，×1000）

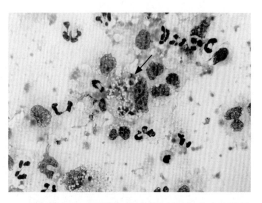

图3-262　吞噬细胞（箭头所指），吞噬的细胞结构不清（瑞－吉染色，×1000）

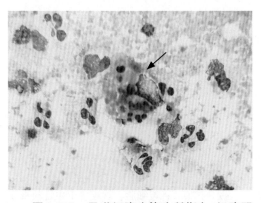

图3-263　吞噬细胞（箭头所指），细胞明显增大，吞噬多个凋亡中性粒细胞，背景可见大量前列腺小体（瑞－吉染色，×1000）

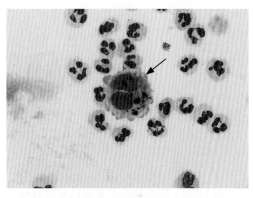

图3-264　吞噬细胞（箭头所指），胞质内可见粗大颗粒（瑞－吉染色，×1000）

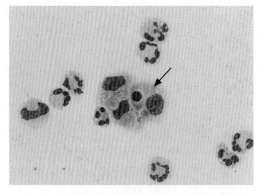

图3-265　吞噬细胞（箭头所指），吞噬淋巴细胞（瑞－吉染色，×1000）

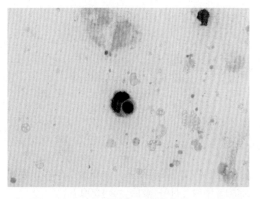

图3-266　吞噬细胞，体积偏小，吞噬淋巴细胞（瑞－吉染色，×1000）

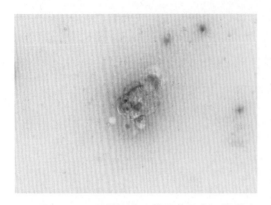

图 3-267　吞噬细胞，胞质紫红色，吞噬白细胞，核呈蓝绿色（糖原染色，×1000）

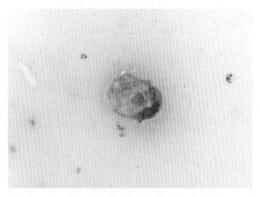

图 3-268　吞噬细胞，吞噬多个白细胞（糖原染色，×1000）

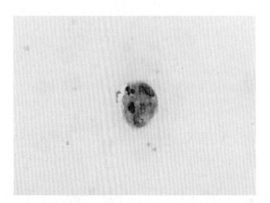

图 3-269　吞噬细胞，吞噬的中性粒细胞（NAP 染色，×1000）

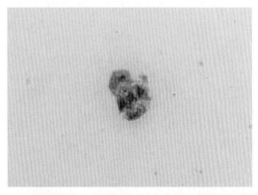

图 3-270　吞噬细胞，吞噬多个中性粒细胞（NAP 染色，×1000）

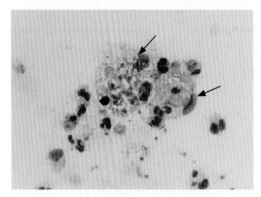

图 3-271　吞噬细胞，体积大小不等，吞噬细胞或颗粒（NAP 染色，×1000）

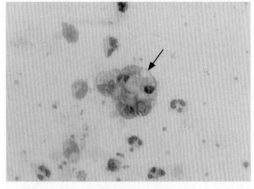

图 3-272　吞噬细胞（箭头所指），吞噬多个中性粒细胞（NAP 染色，×1000）

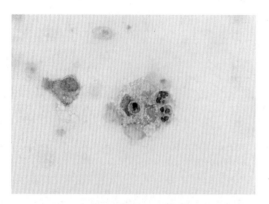

图3-273 吞噬细胞（箭头所指），吞噬白细胞，胞核被挤向一侧（巴氏染色，×1000）

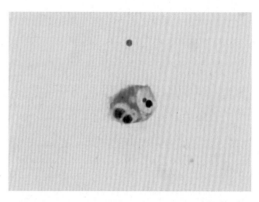

图3-274 吞噬细胞，吞噬多个白细胞（巴氏染色，×1000）

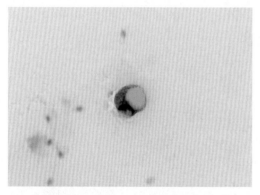

图3-275 吞噬细胞，吞噬淀粉样小体（巴氏染色，×1000）

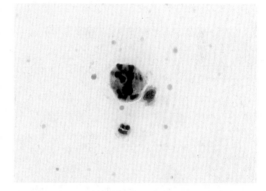

图3-276 吞噬细胞，吞噬多个白细胞（巴氏染色，×1000）

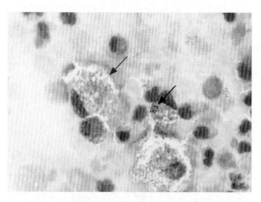

图3-277 吞噬细胞，吞噬中性粒细胞（红箭所指），胆红素结晶（黑箭所指）（巴氏染色，×1000）

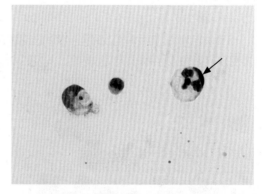

图3-278 吞噬细胞，吞噬多个中性粒细胞（箭头所指），胞核被推挤到一侧（巴氏染色，×1000）

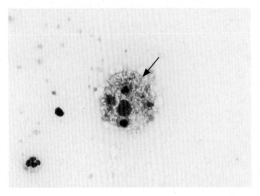

图3-279　吞噬细胞（箭头所指），胞体偏大，胞质内吞噬的白细胞核固缩，呈紫红色（HE染色，×1000）

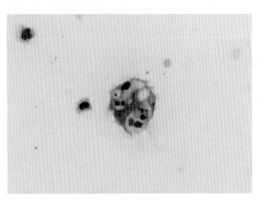

图3-280　吞噬细胞，胞体明显增大，吞噬多个中性粒细胞（HE染色，×1000）

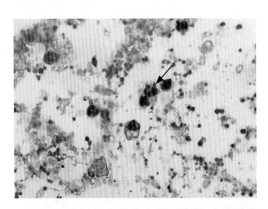

图3-281　吞噬细胞（箭头所指），吞噬细菌（革兰染色，×1000）

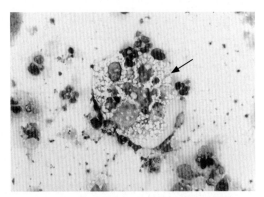

图3-282　吞噬细胞（箭头所指），胞体巨大，吞噬多个白细胞（革兰染色，×1000）

（2）巨噬细胞吞噬红细胞：在前列腺疾病伴出血时，前列腺液中可见红细胞，还可以发现巨噬细胞吞噬红细胞现象，见图3-283～图3-286。

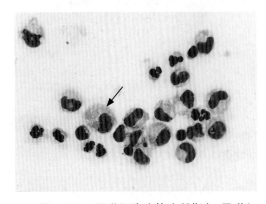

图3-283　吞噬细胞（箭头所指），吞噬红细胞（瑞-吉染色，×1000）

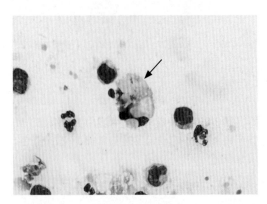

图3-284　吞噬细胞（箭头所指），吞噬多个红细胞（瑞-吉染色，×1000）

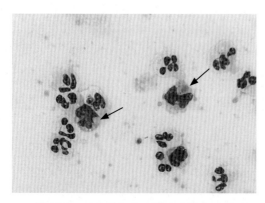

图3-285　吞噬细胞（箭头所指），吞噬红细胞（瑞-吉染色，×1000）

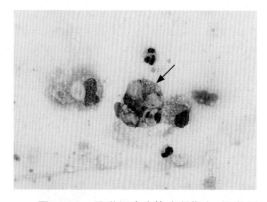

图3-286　吞噬细胞（箭头所指），吞噬红细胞及白细胞（瑞-吉染色，×1000）

（3）巨噬细胞吞噬前列腺小体：在慢性前列腺炎病例中，巨噬细胞数量出现不同程度的增多，还可以发现巨噬细胞吞噬前列腺小体，与吞噬脂肪颗粒的细胞不同，胞质内的前列腺小体不溶解，而脂肪颗粒被染液中的醇类物质溶解，形成泡沫细胞。各种形态的吞噬前列腺小体的细胞见图3-287～图3-306。

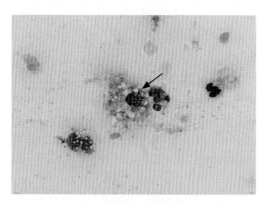

图3-287　吞噬细胞，吞噬前列腺小体（箭头所指），瑞-吉染色，×1000）

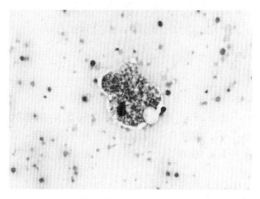

图3-288　吞噬细胞，吞噬前列腺小体（瑞-吉染色，×1000）

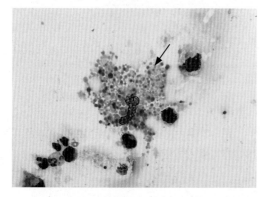

图3-289　吞噬细胞（箭头所指），胞体偏大，吞噬大量前列腺小体（瑞-吉染色，×1000）

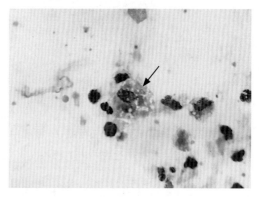

图3-290　吞噬细胞，吞噬前列腺小体（瑞-吉染色，×1000）

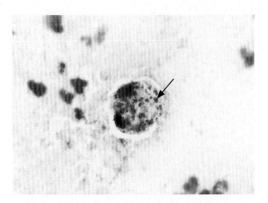

图3-291　吞噬细胞，吞噬含铁血黄素颗粒（箭头所指）（瑞-吉染色，×1000）

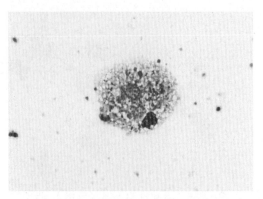

图3-292　吞噬细胞，吞噬大量前列腺小体，胞核明显偏位（瑞-吉染色，×1000）

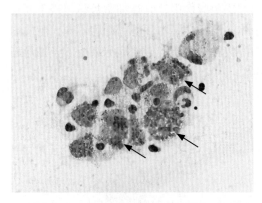

图3-293　吞噬细胞（箭头所指），胞体大小不等，细胞内可见大量前列腺小体（瑞-吉染色，×1000）

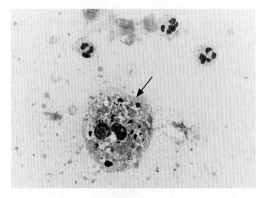

图3-294　吞噬细胞（箭头所指），吞噬前列腺小体及其他颗粒，见于慢性前列腺炎（瑞-吉染色，×1000）

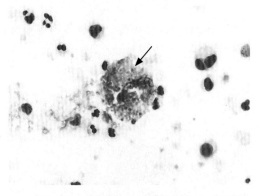

图3-295　吞噬细胞（箭头所指），吞噬前列腺小体（瑞-吉染色，×1000）

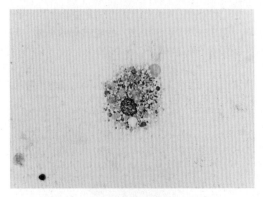

图3-296　吞噬细胞，吞噬前列腺小体及其他颗粒（瑞-吉染色，×1000）

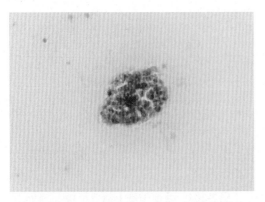

图3-297　吞噬细胞，胞质充满前列腺小体，呈红色圆形（NAP，×1000）

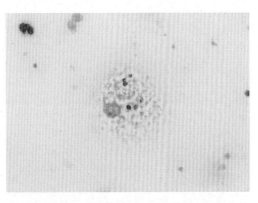

图3-298　吞噬细胞，吞噬前列腺小体（NAP染色，×1000）

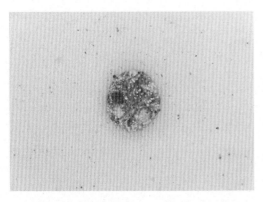

图3-299　吞噬细胞，吞噬前列腺小体（革兰染色，×1000）

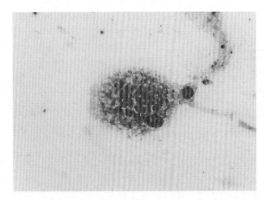

图3-300　吞噬细胞，细胞体积偏大，胞质内可见大量前列腺小体，胞核较小，明显偏位（革兰染色，×1000）

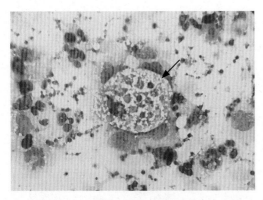

图3-301　吞噬细胞（箭头所指），细胞内外的前列腺小体大小、着色基本一致（革兰染色，×1000）

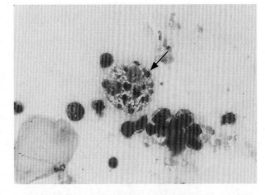

图3-302　吞噬细胞（箭头所指），胞质内可见前列腺小体和白细胞（革兰染色，×1000）

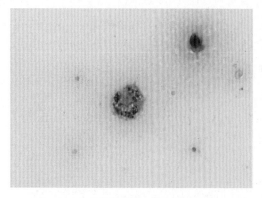

图3-303　吞噬细胞，胞质紫红色，可见吞噬的前列腺小体，胞核蓝绿色（糖原染色，×1000）

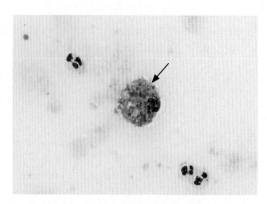

图3-304　吞噬细胞（箭头所指），胞质内可见吞噬的前列腺小体（HE染色，×1000）

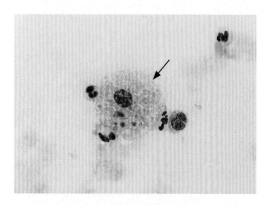

图3-305　吞噬细胞（箭头所指），胞质内可见少量前列腺小体（HE染色，×1000）

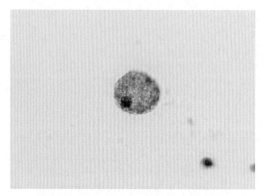

图3-306　吞噬细胞，吞噬大量前列腺小体（巴氏染色，×1000）

（4）巨噬细胞吞噬精子：在部分病例中可见巨噬细胞吞噬大量精子或精子头部，见图3-307～图3-310。

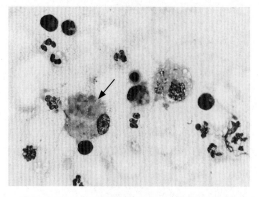

图3-307　吞噬细胞（箭头所指），吞噬大量精子，胞核偏一侧（瑞-吉染色，×1000）

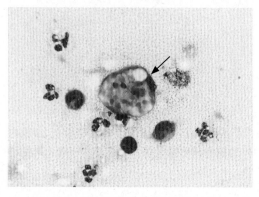

图3-308　吞噬细胞（箭头所指），吞噬大量精子（瑞-吉染色，×1000）

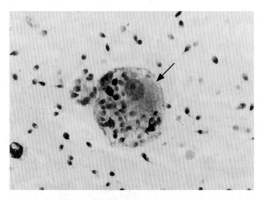
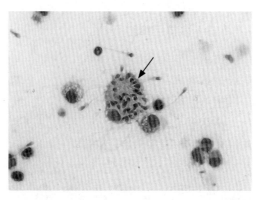

图3-309　吞噬细胞（箭头所指），吞噬大量精子（瑞-吉染色，×1000）

图3-310　吞噬细胞，吞噬大量精子（巴氏染色，×1000）

（5）巨噬细胞吞噬其他物质：巨噬细胞除了可以吞噬细胞外，还可以吞噬其他异物，见图3-311～图3-314。

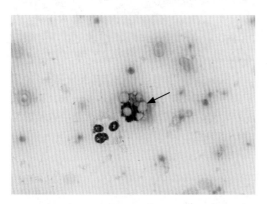
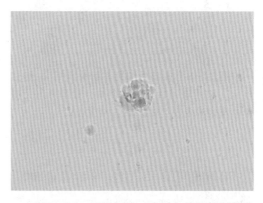

图3-311　吞噬细胞（箭头所指），胞质内可见大小不一的颗粒，圆球形，呈淡蓝色（瑞-吉染色，×1000）

图3-312　吞噬细胞，胞质内的颗粒不着色（排除是中性脂肪）（苏丹Ⅲ染色，×1000）

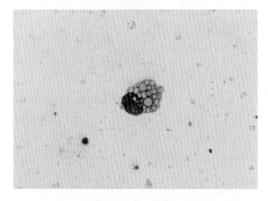
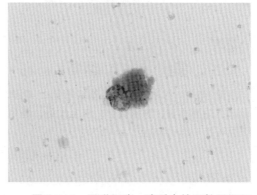

图3-313　吞噬细胞，胞质内的颗粒大小不等，不被醇类物质所溶解，胞核明显偏位（瑞-吉染色，×1000）

图3-314　吞噬细胞，胞质内的颗粒呈粉红色，与图3-313是同一细胞（S染色，×1000）

（三）多核巨细胞

该类细胞胞体巨大，多呈不规则，胞质量多少不一，退化时可见细小的脂质空泡，胞核大小基本一致，十几个至数几十个不等，散在分布或相互重叠，染色质颗粒状，部分细胞可见小核仁。各种形态的多核巨细胞见图3-315～图3-324。

临床意义：增多常见于慢性炎症刺激或慢性前列腺炎急性变、细菌性前列腺炎、淋病性尿道炎、肉芽肿性前列腺炎。

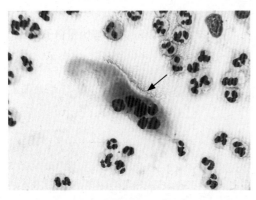

图3-315　多核巨细胞（箭头所指），胞体巨大，胞质嗜碱性强，多个核；背景可见大量中性粒细胞（瑞-吉染色，×1000）

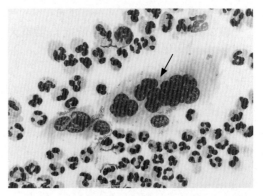

图3-316　多核巨细胞（箭头所指），胞质灰蓝色，胞核数十个，大小基本一致，染色质粗颗粒状，无核仁，背景可见大量中性粒细胞（瑞-吉染色，×1000）

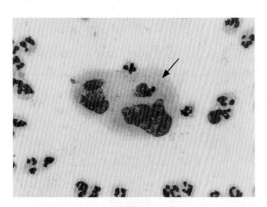

图3-317　多核巨细胞（箭头所指），胞体巨大，胞质丰富，胞核数个，相互堆叠，染色质颗粒状（瑞-吉染色，×1000）

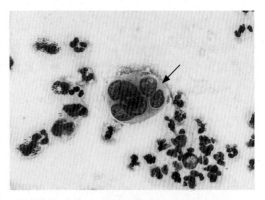

图3-318　多核巨细胞（箭头所指），胞质量少，强嗜碱性，胞核数个，染色质颗粒状（瑞-吉染色，×1000）

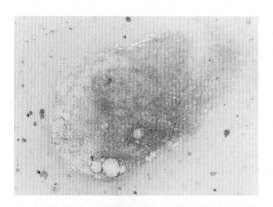

图3-319 多核巨细胞，胞体巨大，胞质紫红色，胞核数十几个，散在分布，染色质粗颗粒状，呈蓝绿色（糖原染色，×1000）

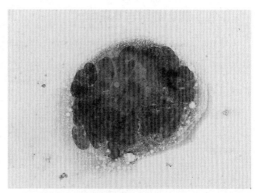

图3-320 多核巨细胞，胞体巨大，胞核数几十个，排列紧密，染色质细致，可见核仁（瑞-吉染色，×1000）

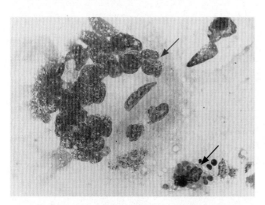

图3-321 多核巨细胞（红箭所指），胞体巨大，胞质淡染，细胞退化，胞核疏松呈网状；巨噬细胞吞噬前列腺小体（黑箭所指）（瑞-吉染色，×1000）

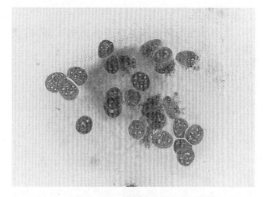

图3-322 退化多核巨细胞，胞体不完整，胞核数十个，染色质疏松，可见小核仁（瑞-吉染色，×1000）

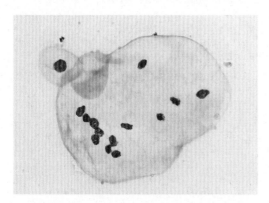

图3-323 退化多核巨细胞，胞体偏大，胞质量丰富，胞核多个（瑞-吉染色，×1000）

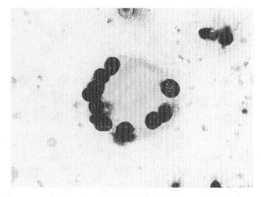

图3-324 多核巨细胞，胞体大，多个核，分布在细胞边缘（瑞-吉染色，×1000）

（四）凋亡细胞与浆质体

1.凋亡细胞　该类细胞胞体缩小，胞质淡染，核固缩、碎裂或溶解，但胞膜结构仍然完整，无内容物外溢（图3-325～图3-336）。凋亡细胞是细胞的程序死亡，无特殊的临床意义。

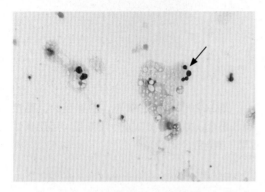

图3-325　凋亡细胞（箭头所指），胞核固缩（瑞-吉染色，×1000）

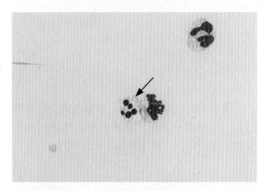

图3-326　凋亡细胞（箭头所指），胞核固缩成小球形（瑞-吉染色，×1000）

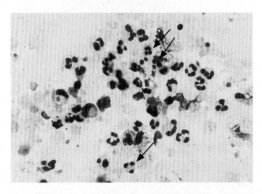

图3-327　凋亡细胞（箭头所指），胞核固缩成小球形（瑞-吉染色，×1000）

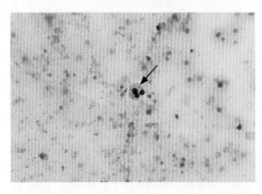

图3-328　凋亡细胞（箭头所指），背景可见大量前列腺小体（瑞-吉染色，×1000）

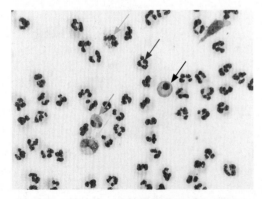

图3-329　凋亡细胞（黑箭所指）、中性粒细胞（红箭所指）、中性粒细胞吞噬细菌（蓝箭所指）、嗜酸性粒细胞（绿箭所指）、巨噬细胞（黄箭所指）（瑞-吉染色，×1000）

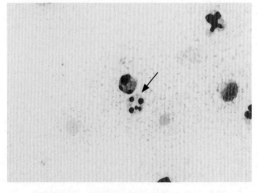

图3-330　凋亡细胞（箭头所指），核固缩成小球形（瑞-吉染色，×1000）

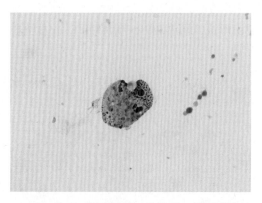

图3-331　凋亡细胞，核碎裂、溶解成颗粒状（瑞-吉染色，×1000）

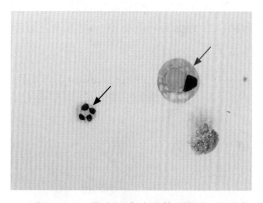

图3-332　凋亡细胞（黑箭所指），中性粒细胞凋亡；上皮细胞凋亡（红箭所指），其内可见淡蓝色圆形包涵体（瑞-吉染色，×1000）

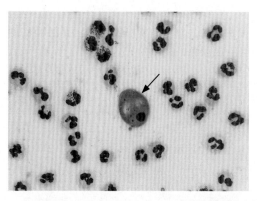

图3-333　凋亡细胞（箭头所指），胞核固缩成球形；背景可见大量中性粒细胞（瑞-吉染色，×1000）

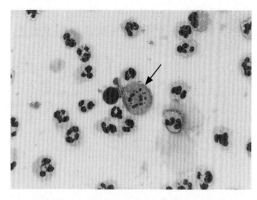

图3-334　凋亡细胞（箭头所指），胞核碎裂、溶解（瑞-吉染色，×1000）

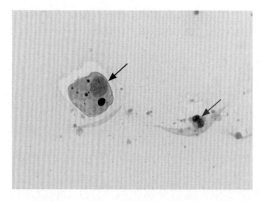

图3-335　凋亡细胞（红箭所指）；黑箭所指为主上皮细胞，其内可见蓝色包涵体（瑞-吉染色，×1000）

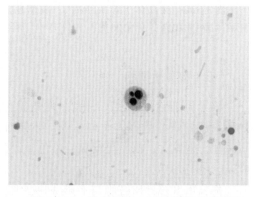

图3-336　凋亡细胞，胞核固缩成小球形，着色偏深（瑞-吉染色，×1000）

2.浆质体　又称浆溢出或胞质球，呈圆形或类圆形，胞质内无颗粒或少量颗粒，无胞核，多为细胞新陈代谢、细胞退化或胞核溢出形成（图3-337～图3-340），一般无临床意义。

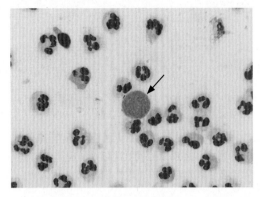

图3-337　浆质体（箭头所指），圆形，灰蓝色，背景可见大量中性粒细胞（瑞-吉染色，×1000）

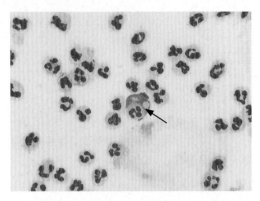

图3-338　浆质体（箭头所指），嗜碱性，呈灰蓝色，其内可见一个完整的中性粒细胞（瑞-吉染色，×1000）

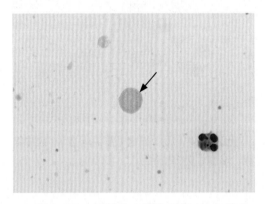

图3-339　浆质体（箭头所指），灰蓝色，无核（瑞-吉染色，×1000）

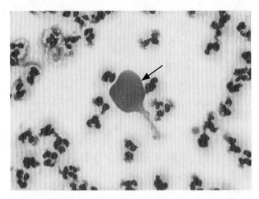

图3-340　浆质体（箭头所指），不规则形，嗜碱性强（瑞-吉染色，×1000）

（五）核异质细胞

核异质细胞又称上皮细胞不典型增生，根据细胞特点可分为轻度核异质和重度核异质。核异质细胞胞体大小不等，部分细胞体积明显增大，散在或成团分布，胞质强嗜碱性，胞核大，核质比增高，染色质致密，部分细胞核仁明显。各种核异质细胞见图3-341～图3-350。

部分重度核异质细胞与不典型肿瘤细胞不易鉴别，需结合细胞形态特征、病史及其他相关检查综合分析，进一步判断和明确。核异质细胞多见于细菌性前列腺炎、前列腺增生或前列腺肿瘤等疾病。

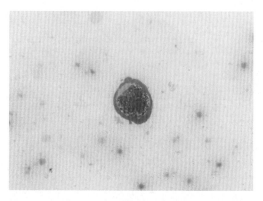

图3-341　核异质细胞，胞体偏大，胞质嗜碱性强，胞核大，核质比高，染色质致密、厚重（瑞－吉染色，×1000）

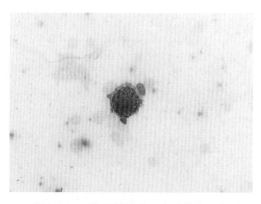

图3-342　核异质细胞，胞质量少，核质比高（瑞－吉染色，×1000）

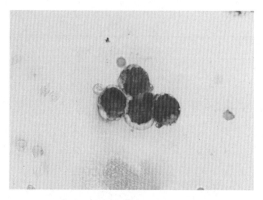

图3-343　核异质细胞，细胞大小不等，边界不清（瑞－吉染色，×1000）

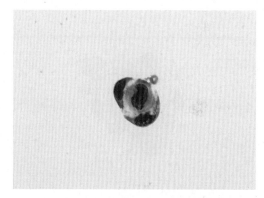

图3-344　核异质细胞，胞质嗜碱性增强，核质比增高（瑞－吉染色，×1000）

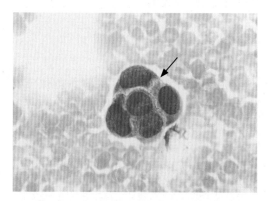

图3-345　核异质细胞（箭头所指），细胞成团分布，胞质量少，核质比高（瑞－吉染色，×1000）

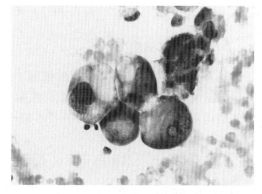

图3-346　核异质细胞，细胞体积大胞质丰富，其内可见空泡（瑞－吉染色，×1000）

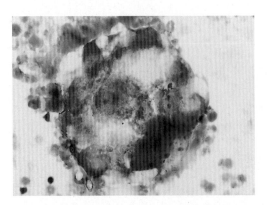

图3-347　核异质细胞，细胞成团分布胞质丰富、胞核大，核仁明显，不除外肿瘤细胞（瑞-吉染色，×1000）

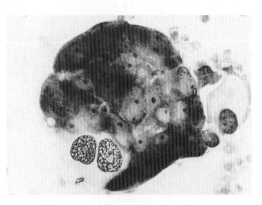

图3-348　核异质细胞，成团分布，细胞边界不清，胞质量少，核仁明显，不除外肿瘤细胞（瑞-吉染色，×1000）

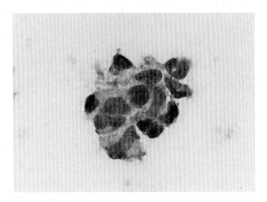

图3-349　核异质细胞，细胞边界不清，成片分布，胞核畸形，染色质细颗粒状（瑞-吉染色，×1000）

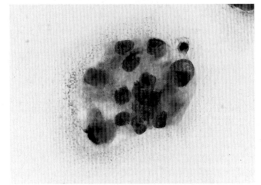

图3-350　核异质细胞，成团分布，胞质丰富，胞核大小不等，染色质细致，核仁明显（瑞-吉染色，×1000）

（六）果馅样细胞

果馅样细胞是具有吞噬功能的细胞（如巨噬细胞、中性粒细胞等）吞噬细胞裸核或其他物质所形成的一类细胞。果馅样细胞吞噬的裸核呈紫红色，仍保持染色质致密或疏松的结构和染色特性（图3-351～图3-356），该类细胞与狼疮细胞不同，狼疮细胞内的物质呈均质状且较厚重。

临床意义：该类细胞临床意义不明，主要见于淋菌性前列腺炎、慢性前列腺炎等疾病。

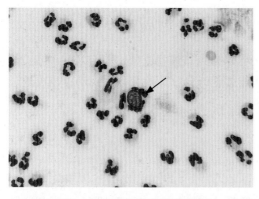

图 3-351 果馅样细胞（箭头所指），中性粒细胞吞噬紫红色物质（瑞-吉染色，×1000）

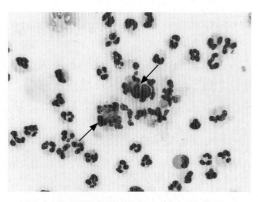

图 3-352 果馅样细胞（箭头所指），背景可见大量中性粒细胞（瑞-吉染色，×1000）

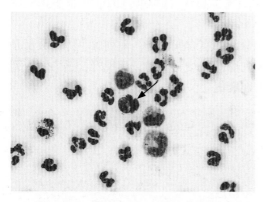

图 3-353 果馅样细胞（箭头所指），中性粒细胞吞噬细胞裸核（瑞-吉染色，×1000）

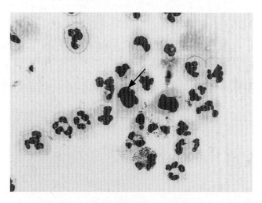

图 3-354 果馅样细胞（箭头所指），中性粒细胞吞噬紫红色物质（瑞-吉染色，×1000）

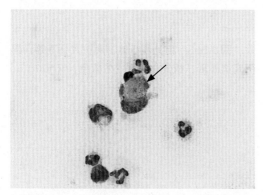

图 3-355 果馅样细胞（箭头所指），巨噬细胞吞噬嗜酸性物质（瑞-吉染色，×1000）

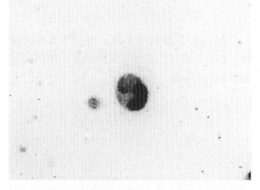

图 3-356 果馅样细胞，巨噬细胞吞噬紫红色物质（瑞-吉染色，×1000）

第二节　前列腺液中的非细胞成分

前列腺液中除了可以见到各种细胞外，还可以见到非细胞成分，如前列腺小体、淀粉样小体、结晶、脂肪球及精液成分等，这些非细胞成分临床意义各不相同，也可通过染色法鉴别。精液成分在本章第三节详细介绍。

一、前列腺液非细胞成分

（一）前列腺小体

前列腺小体主要成分为卵磷脂，颗粒大小不等，呈圆球形，折光性稍强，形似脂肪颗粒，不同染色方法均可着色，瑞-吉染色后不溶解。注意与红细胞、血小板和钙盐成分进行区分。未染色的前列腺小体见图3-357～图3-364；各种染色的前列腺小体见图3-365～图3-392。

临床意义：前列腺小体由前列腺上皮细胞分泌，富含胆固醇。前列腺小体的数量是评价前列腺功能的重要指标。正常情况下，前列腺小体均匀分布，满视野，感染性前列腺疾病会造成前列腺小体不同程度地减少或出现聚集。

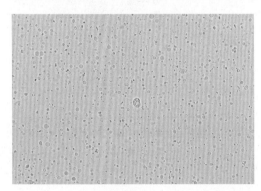

图3-357　前列腺小体，大小不等的圆球形，折光性稍强，来源于正常健康人的前列腺液标本（未染色，×400）

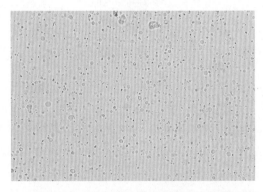

图3-358　前列腺小体，颗粒大小不等，圆形或类圆形，折光性稍强（未染色，×400）

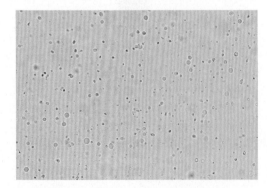

图3-359　前列腺小体，颗粒大小不一，数量稍减少（未染色，×400）

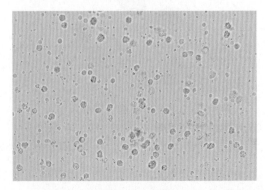

图3-360　前列腺小体，数量减少；白细胞数量增多，来源于慢性前列腺炎确诊病例（未染色，×400）

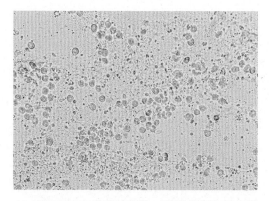

图3-361　前列腺小体，数量减少，伴大量白细胞，来源于细菌性前列腺炎确诊病例（未染色，×400）

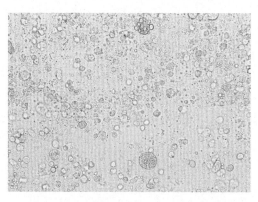

图3-362　前列腺小体，伴前列腺颗粒细胞增多（未染色，×400）

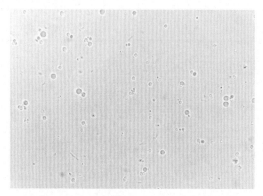

图3-363　前列腺小体，颗粒大小不等，数量减少（未染色，×400）

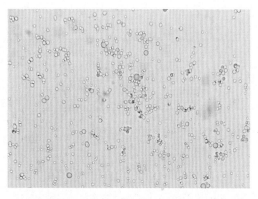

图3-364　前列腺小体，颗粒大小不等，来源于前列腺癌手术后的尿液标本（未染色，×400）

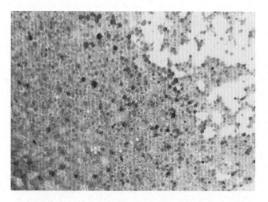

图3-365　前列腺小体，数量较多，呈蓝色或灰蓝色，来源于健康人的前列腺液标本（瑞-吉染色，×1000）

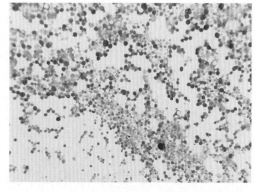

图3-366　前列腺小体，来源于前列腺按摩后前段尿液标本（瑞-吉染色，×1000）

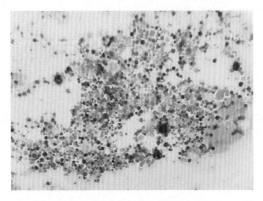

图3-367　前列腺小体，颗粒大小不一，来源于慢性前列腺炎治疗后的标本（瑞-吉染色，×1000）

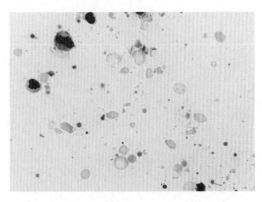

图3-368　前列腺小体，部分颗粒体积增大（瑞-吉染色，×1000）

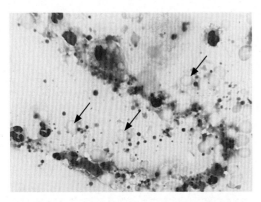

图3-369　前列腺小体，呈深蓝色，部分前列腺小体胀大（箭头所指）（瑞-吉染色，×1000）

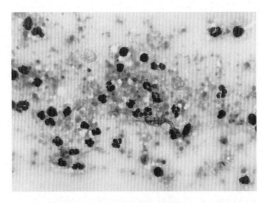

图3-370　前列腺小体，颗粒大小不等，呈蓝色或灰蓝色，伴中性粒细胞增多（瑞-吉染色，×1000）

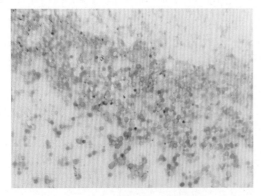

图3-371　前列腺小体，数量较多，来源于健康人的前列腺液（糖原染色，×1000）

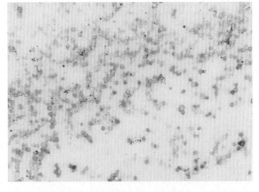

图3-372　前列腺小体，圆球形，颗粒大小不一，呈紫红色（糖原染色，×1000）

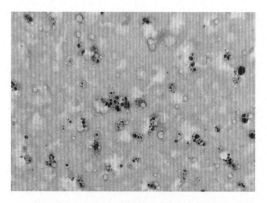

图3-373　前列腺小体，颗粒大小不一，呈深紫红色（糖原染色，×1000）

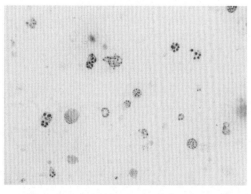

图3-374　前列腺小体，颗粒溶解，碎裂成小颗粒状（糖原染色，×1000）

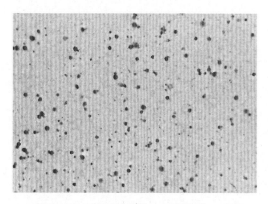

图3-375　前列腺小体，呈粉红色，来源于健康人的前列腺液（革兰染色，×1000）

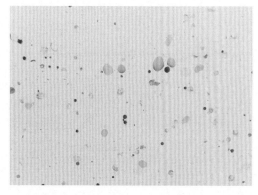

图3-376　前列腺小体，数量减少，部分颗粒体积增大（革兰染色，×1000）

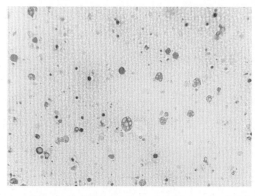

图3-377　前列腺小体，颗粒大小不一（革兰染色，×1000）

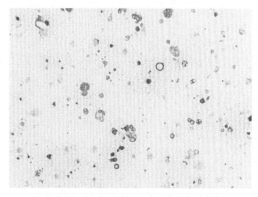

图3-378　前列腺小体，来源于慢性前列腺炎确诊病例（革兰染色，×1000）

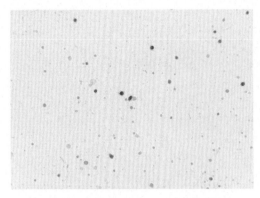

图3-379　前列腺小体，数量明显减少，呈蓝色或紫红色（巴氏染色，×1000）

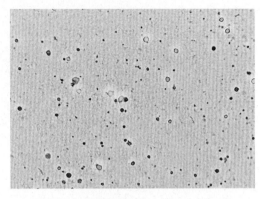

图3-380　前列腺小体，颗粒大小不等（巴氏染色，相差镜检，×1000）

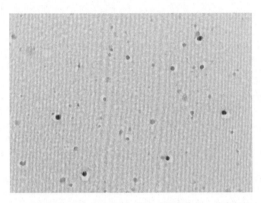

图3-381　前列腺小体，数量减少，呈蓝绿色或紫红色（巴氏染色，×1000）

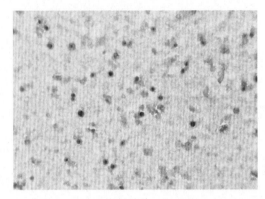

图3-382　前列腺小体，数量大致正常（巴氏染色，×1000）

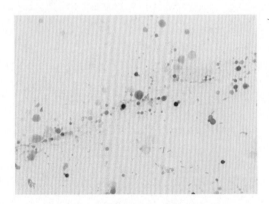

图3-383　前列腺小体，颗粒大小不等，部分颗粒体积增大（巴氏染色，×1000）

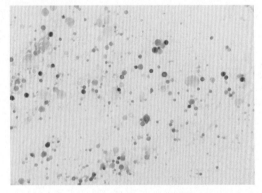

图3-384　前列腺小体，数量较多，呈不同颜色（巴氏染色，×1000）

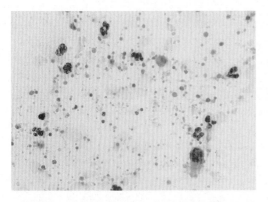

图3-385 前列腺小体，铁染色前列腺小体呈红色（铁染色，×1000）

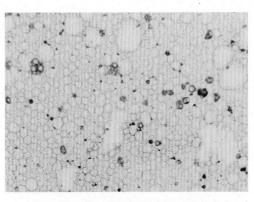

图3-386 前列腺小体，苏丹黑染色前列腺小体呈浅黑色（苏丹黑染色，×1000）

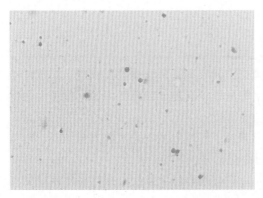

图3-387 前列腺小体，HE染色前列腺小体呈粉红色（HE染色，×1000）

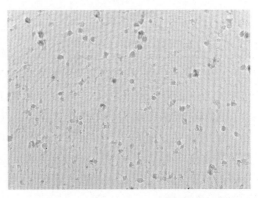

图3-388 前列腺小体，碘染色前列腺小体呈黄色（碘染色，×1000）

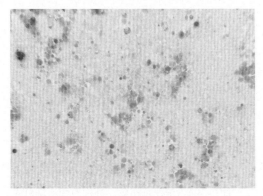

图3-389 前列腺小体，亚甲蓝染色前列腺小体呈蓝色（亚甲蓝染色，×1000）

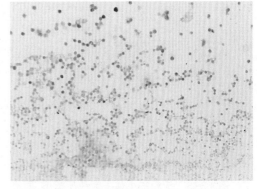

图3-390 前列腺小体，NAP染色前列腺小体呈浅红色（NAP染色，×1000）

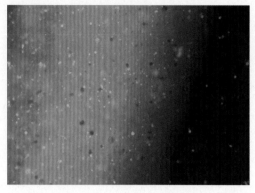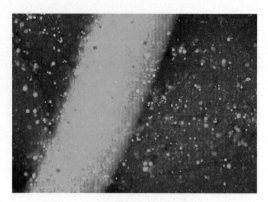

图3-391　前列腺小体，呈绿色荧光（荧光染色，×1000）

图3-392　前列腺小体，颗粒大小不等，呈绿色荧光（荧光染色，×1000）

（二）淀粉样小体

淀粉样小体是一些圆形、卵圆形或不规则形，具有同心环状条纹样物质。淀粉样小体大小不一，部分体积巨大，多散在分布或聚集成堆，有的前列腺体内可见包裹大量颗粒、前列腺小体、细胞、脂肪滴、细菌、结晶等物质。

临床意义：淀粉样小体常见于细菌性前列腺炎、慢性前列腺炎、前列腺结石、前列腺囊肿、前列腺腺管狭窄等，随年龄增长也可少量出现。

1.未染色　无色或淡黄色，因其体积偏大，具有同心环状条纹，很容易辨认，见图3-393～图3-402。

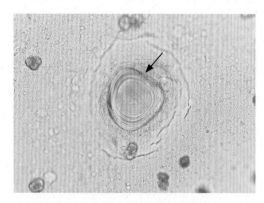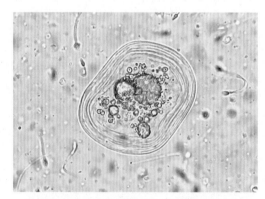

图3-393　淀粉样小体（箭头所指），同心环状条纹，略带黄色（未染色，×400）

图3-394　淀粉样小体，外围有同心环状条纹，其内包裹了体积大小不一的颗粒（未染色，×400）

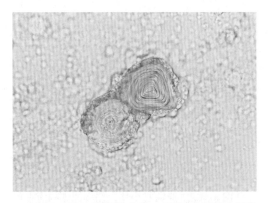

图3-395　淀粉样小体，具有同心环状条纹（未染色，×400）

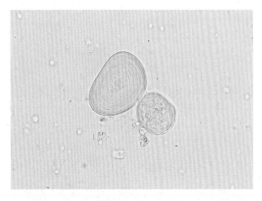

图3-396　淀粉样小体，体积巨大，形同树的年轮（未染色，×400）

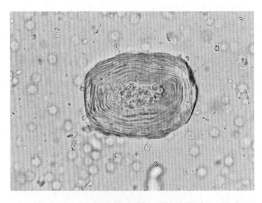

图3-397　淀粉样小体，体积巨大，具有明显的同心环状条纹（未染色，×400）

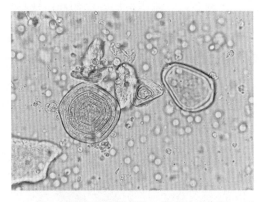

图3-398　淀粉样小体，体积大小不等，形态典型（未染色，×400）

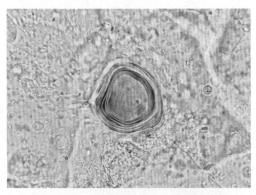

图3-399　淀粉样小体，体积巨大，深黄色，具有明显的同心环状条纹（未染色，×400）

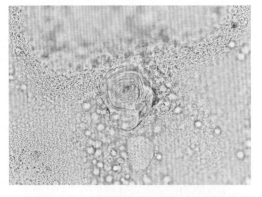

图3-400　淀粉样小体，体积大，呈淡黄色（未染色，×400）

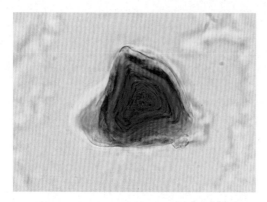

图3-401　淀粉样小体，体积巨大，凝集成团（未染色，×400）

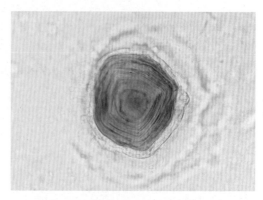

图3-402　淀粉样小体，同心圆结构清晰可见（碘染色，×400）

　　2.碘染色　碘染色后的淀粉样小体呈黄色或深黄色，见图3-403～图3-410。

　　3.瑞-吉染色　染色后淀粉样小体呈深蓝色，同心环状条纹结构不清，见图3-411～图3-418。

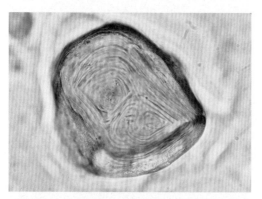

图3-403　淀粉样小体，年轮状结构清晰，呈深黄色（碘染色，×400）

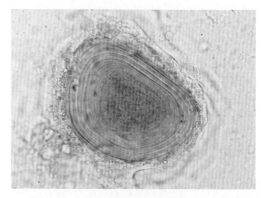

图3-404　淀粉样小体，体积大，中心区域呈红色，外围呈蓝色（碘染色，×400）

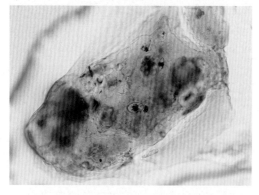

图3-405　淀粉样小体，碘染色呈棕黄色，可见大量草酸钙结晶（碘染色，×400）

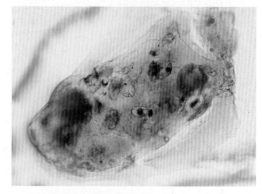

图3-406　淀粉样小体，与图3-405为同一物质，草酸钙结晶折射出不同颜色（碘染色，偏光镜，×400）

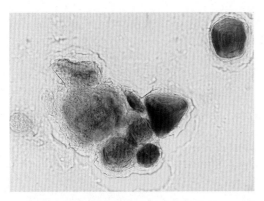

图 3-407　淀粉样小体，颗粒大小不一，呈现不同颜色（碘染色，×400）

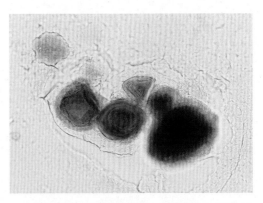

图 3-408　淀粉样小体，数量较多，聚集成堆，颜色略有不同（碘染色，×400）

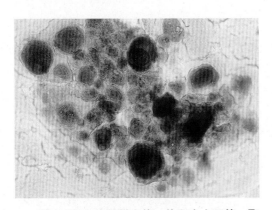

图 3-409　淀粉样小体，体积大小不等，聚集成堆（碘染色，×400）

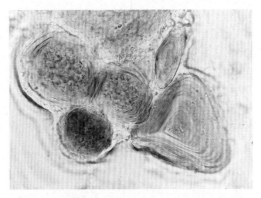

图 3-410　淀粉样小体，呈现不同颜色（碘染色，×400）

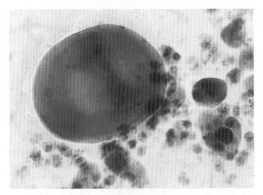

图 3-411　淀粉样小体，数量较多，体积大小不等，呈深蓝色（瑞-吉染色，×200）

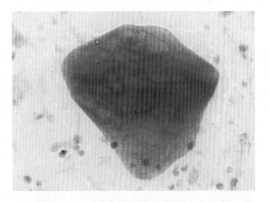

图 3-412　淀粉样小体，体积大小不等，呈深蓝色，同心环状条纹结构不清（瑞-吉染色，×400）

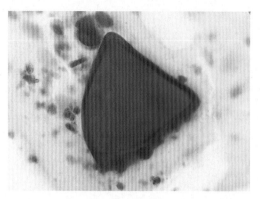

图3-413　淀粉样小体（箭头所指），瑞-吉染色呈深蓝色，伴中性粒细胞增多（瑞-吉染色，×400）

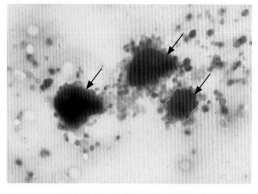

图3-414　淀粉样小体（箭头所指），呈深蓝色，背景可见大量前列腺小体（瑞-吉染色，×400）

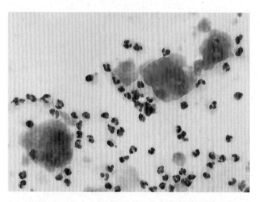

图3-415　淀粉样小体，伴大量中性粒细胞（瑞-吉染色，×400）

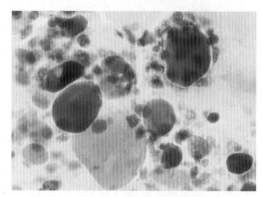

图3-416　淀粉样小体，数量较多，聚集成堆（瑞-吉染色，×400）

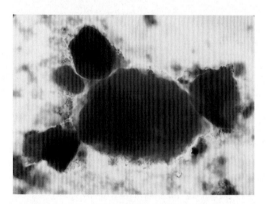

图3-417　淀粉样小体，体积大小不一，呈深蓝色（瑞-吉染色，×400）

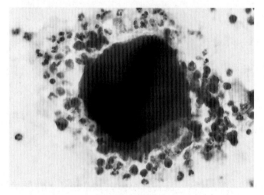

图3-418　淀粉样小体，体积巨大，着色较深，背景可见大量白细胞（瑞-吉染色，×400）

4.其他染色　除了常规染色外，其他染色时淀粉样小体均可以着色，见图3-419～图3-430。

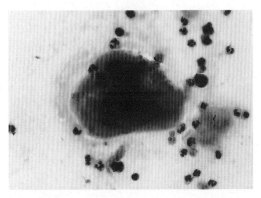

图3-419　淀粉样小体，NAP染色呈红色，伴大量白细胞增多（NAP染色，×1000）

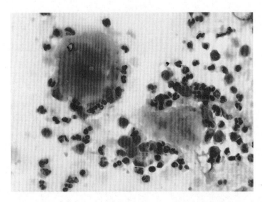

图3-420　淀粉样小体，NAP染色呈红色（NAP染色，×1000）

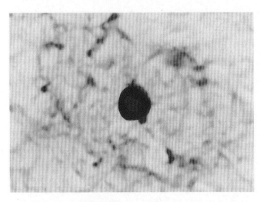

图3-421　淀粉样小体呈浅红色，体积偏小，革兰染色呈深红色（革兰染色，×1000）

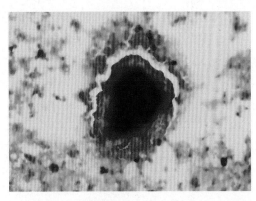

图3-422　淀粉样小体，体积巨大，中心区域着色偏深，背景可见大量前列腺小体（革兰染色，×1000）

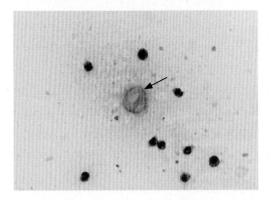

图3-423　淀粉样小体（箭头所指），体积小，着色偏浅；背景可见中性粒细胞（HE染色，×1000）

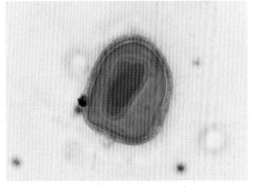

图3-424　淀粉样小体，体积巨大，呈红色（HE染色，×1000）

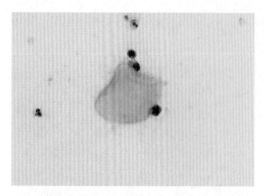

图3-425　淀粉样小体，呈淡蓝色（巴氏染色，×1000）

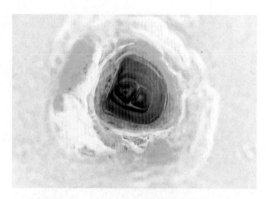

图3-426　淀粉样小体，呈深蓝色（巴氏染色，×1000）

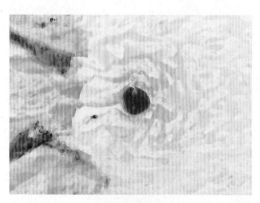

图3-427　淀粉样小体，体积小，刚果红染色呈橘红色（甲醇刚果红染色，×400）

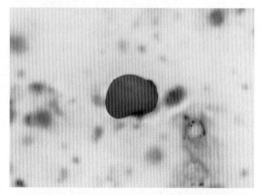

图3-428　淀粉样小体，呈紫红色（糖原染色，×1000）

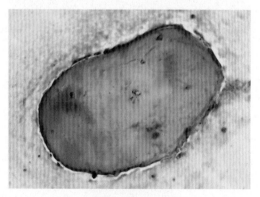

图3-429　淀粉样小体，体积巨大，深蓝色（瑞-吉染色，×400）

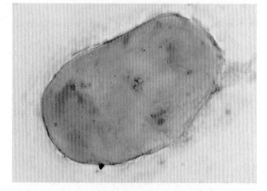

图3-430　淀粉样小体，NAP染色呈红色，与图3-429为同一物质（NAP染色，×400）

（三）前列腺类管型

前列腺类管型为前列腺液黏液蛋白浓缩、变性、凝固，形成条索状的一种固化物，其内可包含细胞、淀粉样小体、细胞碎片或前列腺结石等物质，见图3-431、图3-432。该类物质可见于慢性前列腺液、前列腺结石、前列腺腺管阻塞，与腺管通畅性差有关。

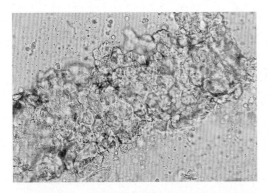

图3-431　前列腺类管型，呈长条状（未染色，×400）

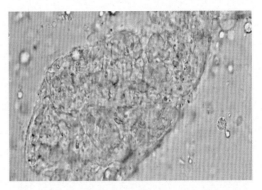

图3-432　前列腺类管型，其内包裹了大量淀粉样小体和前列腺小体（未染色，×400）

（四）结晶

前列腺结石通常分为原发性（内源性）结石或继发性（外源性）结石。内源性结石通常由良性前列腺增生或慢性炎症引起的前列腺增生或周围前列腺腺管阻塞引起；外源性结石主要发生在尿道周围，一般认为是由尿液回流引起的，能够产生尿结石的病理过程也会产生前列腺结石。临床上认为前列腺结石是围绕"淀粉样小体"的物质，像滚雪球一样逐级增大的，当尿液经过尿道时，会因某些病理原因而从前列腺腺管口反流到远端的前列腺管，而尿中的钙盐结晶，就会逐层沉积于"淀粉样小体"上，不断增大，最终形成结石。

前列腺结石常发生于中老年男性，研究认为它是衰老过程中的一个生理现象。前列腺结石通常是在体检中发现，多数情况下若无症状，可不用治疗，如果有症状，可采用手术或激光治疗。研究显示年龄、前列腺慢性炎症、良性前列腺增生是前列腺结石发生的重要因素。

通过红外光谱结石成分分析显示，前列腺结石以单纯和混合成分两种形式存在，主要为草酸钙、碳酸磷灰石、磷酸镁铵、无水尿酸，其中以草酸钙和碳酸磷灰石最多见。

1.草酸钙结晶　分为一水草酸钙结晶和二水草酸钙结晶，一般为无色透明，折光性强，呈八面体或多面体结构、哑铃形、球形、椭圆形或不规则形，草酸钙结晶不着色，见图3-433～图3-440。

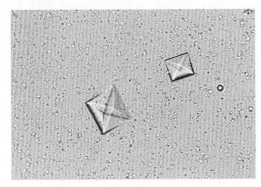

图3-433　草酸钙结晶，呈八面体结构，背景可见大量前列腺小体（未染色，×400）

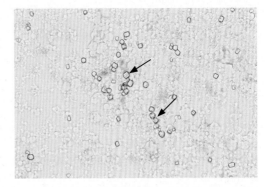

图3-434　草酸钙结晶（箭头所指），体积较小，折光性强（未染色，×400）

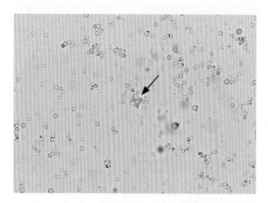

图3-435 草酸钙结晶（箭头所指），呈八面体结构，背景可见大量前列腺小体（未染色，×400）

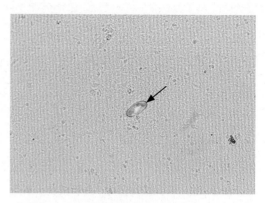

图3-436 草酸钙结晶（箭头所指），呈椭圆形（未染色，×400）

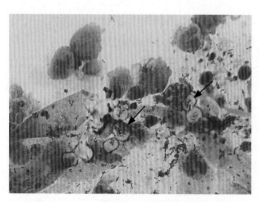

图3-437 草酸钙结晶（箭头所指）无色，呈椭圆形，背景可见大量细菌（革兰染色，×1000）

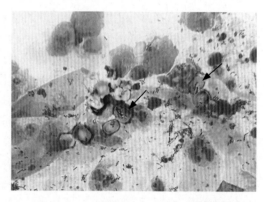

图3-438 草酸钙结晶（箭头所指），与图3-437为同一视野（革兰染色，偏光镜镜检，×1000）

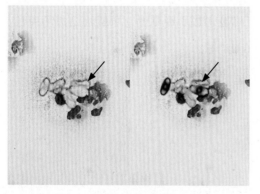

图3-439 草酸钙结晶（箭头所指），呈椭圆形，无色（瑞-吉染色，明场＋偏光镜镜检×1000）

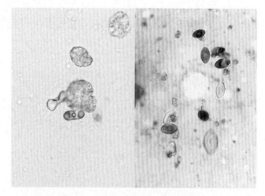

图3-440 草酸钙结晶（箭头所指）（未染色＋瑞-吉染色，偏光镜镜检，×1000）

2.尿酸结晶 呈黄色或深黄色，少数呈无色透明，形状多种多样，菱形、六边形、不规则形或立方体形多见，前列腺液中偶见尿酸结晶（图3-441～图3-444）。

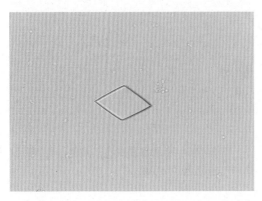

图3-441 尿酸结晶，呈菱形，略带黄色（未染色，×400）

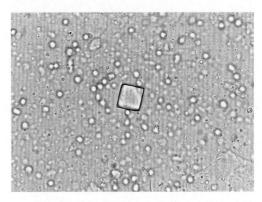

图3-442 尿液结晶，呈菱形，无色（未染色，×400）

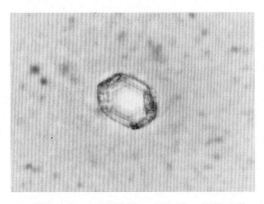

图3-443 尿液结晶，六边形，结构立体，黄色（瑞-吉染色，×400）

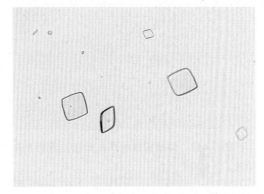

图3-444 尿液结晶，呈菱形，淡黄色（未染色，×400）

3.磷酸铵镁结晶 无色透明，折光性较强，呈信封状、棱柱形、屋顶形、立方体形或呈多面体结构，同一前列腺液标本中可出现不同形态的磷酸铵镁结晶，见图3-445～图3-448。

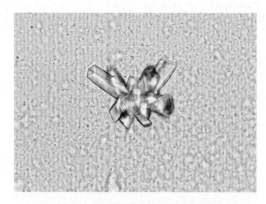

图3-445　磷酸铵镁结晶，无色透明，折光性强，聚集成簇（未染色，×400）

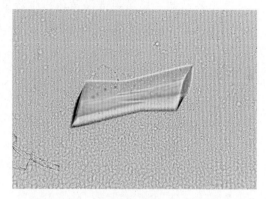

图3-446　磷酸铵镁结晶，无色，呈多面体结构（未染色，×400）

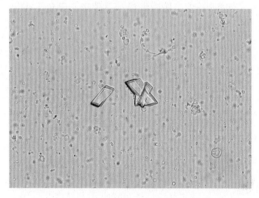

图3-447　磷酸铵镁结晶，无色、透明（未染色，×400）

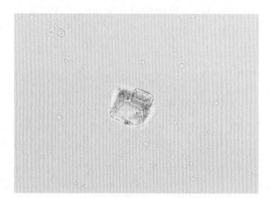

图3-448　磷酸铵镁结晶（未染色，×400）

4.胆固醇结晶　为无色透明，缺角长方形或多层薄片状晶体，有时在结晶表面可以观察到大小不一的脂肪滴（图3-449～图3-452）。

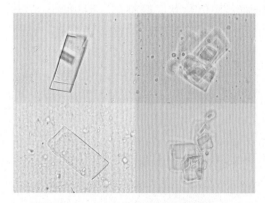

图3-449　各种形态的胆固醇结晶（未染色，×400）

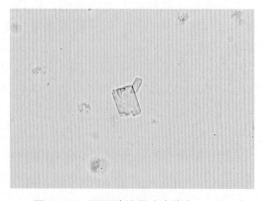

图3-450　胆固醇结晶（未染色，×400）

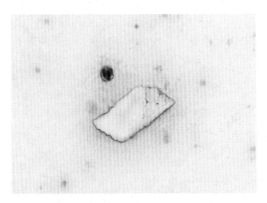

图3-451　胆固醇结晶，薄层片状（瑞-吉染色，×400）

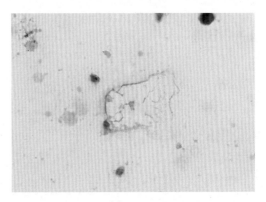

图3-452　胆固醇结晶，薄层片状（巴氏染色，×400）

5.钙盐结晶　前列腺钙化患者的前列腺液中易见大量钙盐结晶，该类物质体积大小不等，与前列腺小体大小相仿，折光性强，但不被各种染液所染色，见图3-453～图3-460。

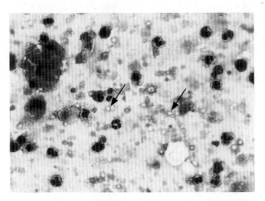

图3-453　钙盐结晶（箭头所指），体积大小不等，不被染色，折光性强（瑞-吉染色，×1000）

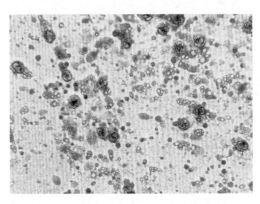

图3-454　钙盐结晶，数量明显增多，折光性强，不着色（瑞-吉染色，相差镜检，×1000）

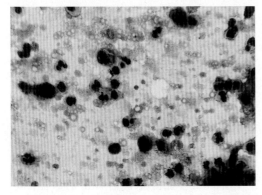

图3-455　钙盐结晶，数量较多，不被染色（瑞-吉染色，×1000）

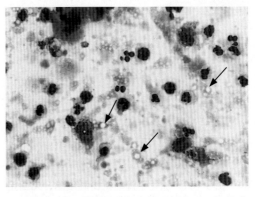

图3-456　钙盐结晶（箭头所指），体积大小不等（瑞-吉染色，×1000）

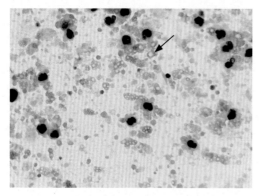

图 3-457 钙盐结晶（箭头所指），颗粒大小不一，不着色（巴氏染色，×1000）

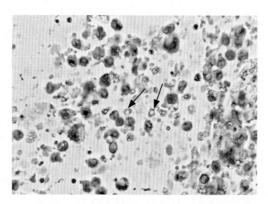

图 3-458 钙盐结晶（箭头所指），体积偏大，不着色，背景可见大量白细胞（巴氏染色，相差镜检，×1000）

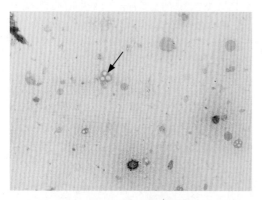

图 3-459 钙盐结晶（箭头所指），聚集成堆，体积大小不等，不着色（革兰染色，×1000）

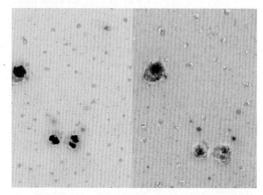

图 3-460 钙盐结晶（箭头所指），相差镜检该类结晶折光性强（瑞-吉染色，光镜/相差镜检，×1000）

6.其他盐类结晶 前列腺液中含有各种无机盐类，在前列腺液涂片中，液体在干燥后会析出各种形态的结晶，如图3-461～图3-464。

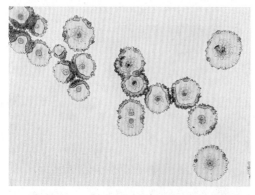

图 3-461 涂片干燥后析出的结晶，无固定形态，无色（未染色，×400）

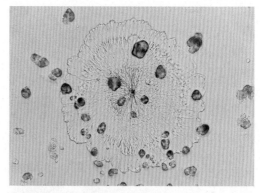

图 3-462 涂片干燥后析出的结晶，与图3-461为同一物质（未染色，偏光镜镜检，×400）

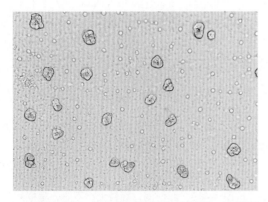

图3-463　涂片干燥后析出的结晶，无固定形态（未染色，×400）

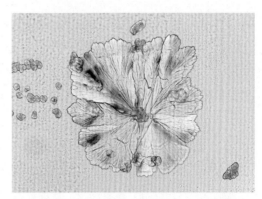

图3-464　涂片干燥后析出的结晶，与图3-461为同一物质（未染色，偏光镜镜检，×400）

二、前列腺液其他有形成分

（一）脂肪滴

脂肪滴呈油滴状，大小不等，无色或淡黄色，具有较强的折光性（图3-465、图3-466）；经苏丹Ⅲ染色后，脂肪滴呈橘红色（图3-467、图3-468）；瑞-吉染色时，脂肪滴被醇类溶解（图3-469、图3-470）。脂肪滴常见于慢性前列腺炎、前列腺结石、前列腺囊肿、前列腺腺管阻塞等疾病。

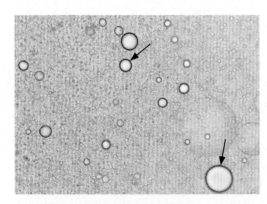

图3-465　脂肪滴（箭头所指），体积大小不一，折光性强（未染色，×400）

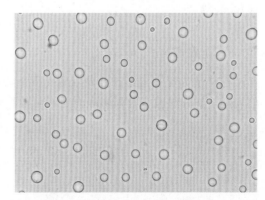

图3-466　脂肪滴，液状石蜡污染（未染色，×400）

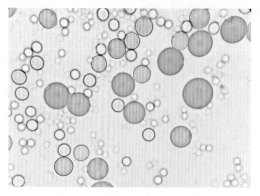

图3-467　脂肪滴，数量较多，呈橘红色（苏丹Ⅲ染色，×400）

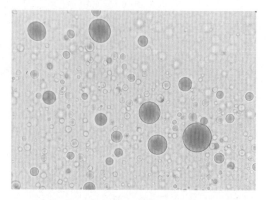

图3-468　脂肪滴，颗粒大小不一，呈橘红色（苏丹Ⅲ染色，×400）

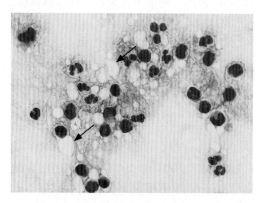

图3-469　脂肪滴（箭头所指），被染液中的醇类溶解，伴大量白细胞（瑞-吉染色，×1000）

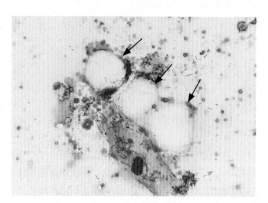

图3-470　脂肪滴（箭头所指），来源于慢性前列腺炎确诊患者（瑞-吉染色，×1000）

（二）黏液丝

黏液丝为无固定形态的丝状物（图3-471～图3-476），常见慢性前列腺炎、淋病性前列腺、前列腺腺小管阻塞和前列腺囊肿等疾病。

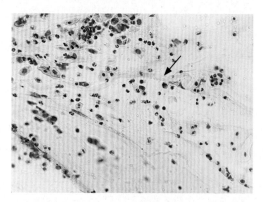

图3-471　黏液丝（箭头所指），为无固定形态的丝状物（瑞-吉染色，×200）

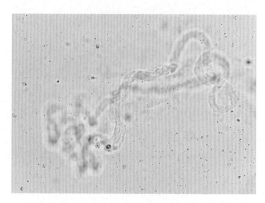

图3-472　黏液丝（未染色，×400）

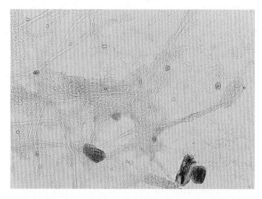

图3-473　黏液丝，交错呈网状（碘染色，×1000）

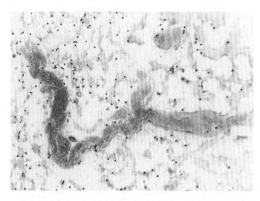

图3-474　黏液丝，呈紫红色（瑞-吉染色，×200）

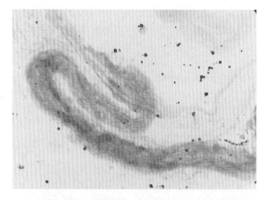

图3-475　黏液丝，呈粉红色（革兰染色，×1000）

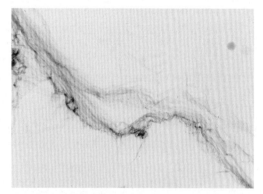

图3-476　黏液丝，呈丝状（巴氏染色，×1000）

（三）精浆蛋白

精浆蛋白是由精囊腺分泌的凝固蛋白，呈胶冻状凝块，是男性精液在射出体外后发生凝固的主要物质，在显微镜下可呈类似油滴胶网状结构（图3-477～图3-484）。在前列腺分泌的液化酶作用下，凝胶状态逐渐溶解，凝固蛋白水解成多个片段，促进了精液液化。

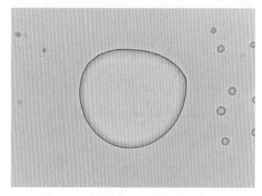

图3-477　精浆蛋白，油滴状，无色（未染色，×400）

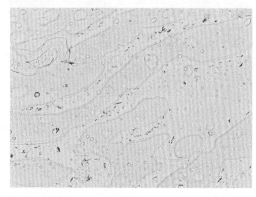

图3-478　精浆蛋白，较黏稠（未染色，×400）

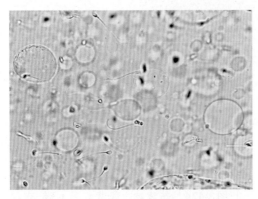

图3-479　精浆蛋白伴大量精子（未染色，×400）

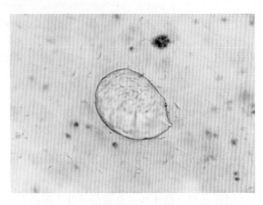

图3-480　精浆蛋白，不着色（革兰染色，×400）

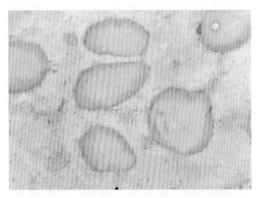

图3-481　精浆蛋白，边缘浅粉红色（瑞-吉染色，×400）

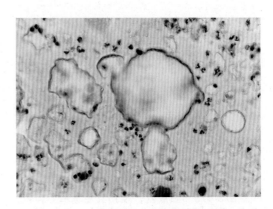

图3-482　精浆蛋白，黏液片状（瑞-吉染色，×400）

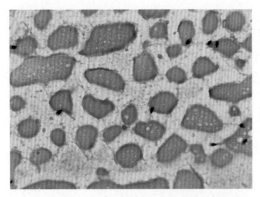

图3-483　精浆蛋白，呈蓝绿色（巴氏染色，×400）

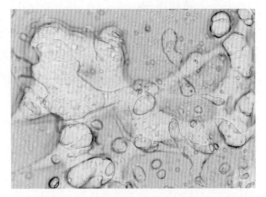

图3-484　精浆蛋白，碘染色不着色（碘染色，×400）

（四）污染物

污染物多由于外界环境污染或玻片不清洁，见图3-485～图3-488。

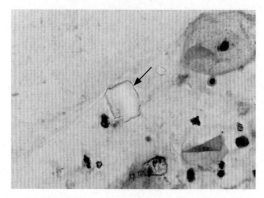

图3-485　异物（箭头所指），来源于外界环境污染（瑞-吉染色，×1000）

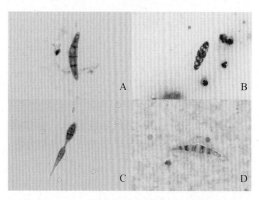

图3-486　链格孢子来源于外界环境污染（A.革兰染色；B.瑞-吉染色；C.未染色；D.HE染色，×1000）

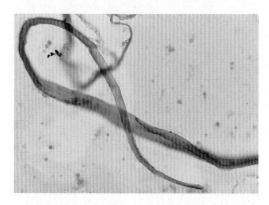

图3-487　纤维丝，来源于外界环境污染（NAP染色，×1000）

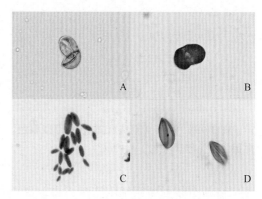

图3-488　花粉（A、B.未染色；C、D.瑞-吉染色，×1000）

第三节　精液成分

前列腺液是精液的重要组成部分，当前列腺液中含有精液成分时（图3-489～图3-492），考虑与按压到精囊腺和输精管壶腹部有关，前列腺与周围器官解剖结构见图3-493。前列腺的病理生理变化可以影响精液的某些成分（如白细胞），尤其在前列腺液采集比较困难时，通过精液检查也可以了解前列腺的生理状况。因此，熟悉精液中精子及各种细胞形态学特征对了解睾丸及前列腺等附属性腺的功能状态有重要价值。

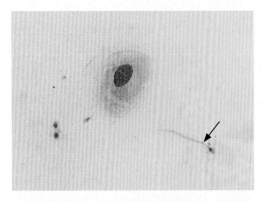

图3-489　精子（箭头所指），头部浅染，颈部蓝紫色，尾部淡蓝色（瑞-吉染色，×1000）

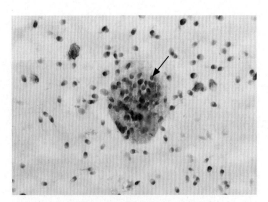

图3-490　巨噬细胞胞质吞噬成团精子（箭头所指），来源于慢性精囊炎确诊病例（瑞-吉染色，×1000）

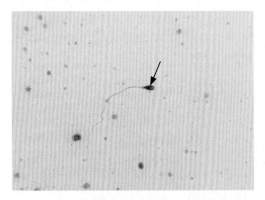

图3-491　精子（箭头所指），头部蓝紫色，尾部绿色（巴氏染色，×1000）

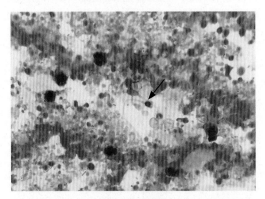

图3-492　精子（箭头所指），头部紫红色，尾部粉色（革兰染色，×1000）

精子由睾丸生精细胞产生，在附睾内成熟，通过输精管运输。精浆的来源比较复杂，约30%来自前列腺，60%来自精囊腺，5%～10%来自附睾及尿道球腺。精浆可以稀释和保护精子，为精子的运动、代谢及功能维持提供了适宜的微环境和能量来源，并作为运送精子至女性生殖道的重要载体。精子主要储存在附睾，少量在输精管及输精管壶腹部。

一、概述

精液中的脱落细胞主要指睾丸生精上皮、附睾、输精管道、精囊腺、前列腺等部位脱落的细胞成分，包括精子、未成熟的生精细胞（精原细胞、初级精母细胞、次级精母细胞、精子细胞）、白细胞（中性粒细胞、单核巨噬细胞、淋巴细胞、嗜酸性粒细胞）、支持细胞、上皮细胞（前列腺上皮细胞、精囊腺上皮细胞、附睾上皮细胞）等。精液中所有有形成分的检出都可以作为了解睾丸生殖功能状况和病理性损伤的有效指标。

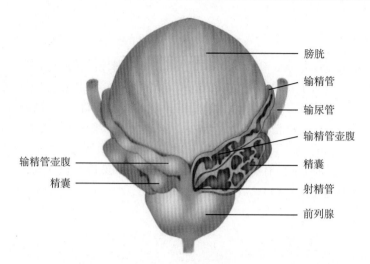

膀胱

输精管

输尿管

输精管壶腹

精囊

射精管

前列腺

输精管壶腹

精囊

图3-493 膀胱、前列腺及精囊腺（后面观）

　　目前，仍存在较多制约精液细胞学发展的问题，如缺乏统一的检测标准、对生精细胞缺乏辨别能力、检测耗时耗力、经济效益较差、相关内容培训少及学习意愿不强等多方面原因，使此项检测和研究长期处于被忽视和弱化状态，与其他体液细胞学相比，发展明显滞后。如精液中的白细胞、生精细胞及上皮细胞多呈圆形外观，在未经染色的状态下难以分辨，统称为"圆形细胞"。目前仍有许多基层医院（也包括部分大型综合医院）的检验人员将精液中的圆形细胞误认为白细胞。若将生精细胞报告成白细胞，临床医师就会认为有炎症，有病原体存在，从而进行抗生素治疗，误诊误治的同时也增加了患者的精神和经济负担。精液中的圆形细胞并不等同于白细胞，也可能是未成熟的生精细胞，应染色加以鉴别。因此，明确精液中细胞的类别在临床诊断和治疗中起主要作用。如主体细胞为白细胞，建议进行前列腺液检查，并进一步了解是否存在病原体感染；如确定为生精细胞，则要进一步评估睾丸的生殖功能。精液中各类细胞的检出直接或间接反映了睾丸的生殖功能、感染及免疫状态。实验室的发展也应与时俱进，不能只停留在"圆形细胞"的报告水平。加强人员培训及质量管理是当前精液细胞学检测亟须解决的迫切问题。

二、生精细胞形态

　　从精原干细胞形成高度分化且特异的精子是一个极其复杂的细胞分化过程，包括精原干细胞的增殖分化、精母细胞的减数分裂和精子形成3个阶段。增殖分化是指精原干细胞通过有丝分裂形成大量的生精细胞；减数分裂包括染色体配对和遗传重组，并形成单倍体的精子细胞；精子形成是特殊的形态学变化过程，由圆形的精子细胞变成种属特异、形状特异的精子。精子发生时，各阶段生精细胞的形态结构、位置和数量都发生了重大的变化，正是基于这些不同的变化特征，给我们提供了鉴定不同生精细胞的依据。

正常生精细胞

生精细胞包括精原细胞、初级精母细胞、次级精母细胞和精子细胞。

1.精原细胞　贴附于基膜，是生精细胞中最幼稚的一类细胞。根据精原细胞核的形态、大小、染色质致密度、染色深浅、核仁的位置及数量等特点，可将精原细胞分为暗型精原细胞（Ad型）、亮型精原细胞（Ap型）和B型精原细胞3种类型。典型精原细胞胞体直径5.5～9.0μm，呈圆形或稍椭圆形；胞核较大，呈圆形，居中或稍偏一侧，占细胞2/3以上，染色质致密，有时可见核仁；胞质较少，染浅紫色，均匀、无浓集颗粒。各种形态的精原细胞见图3-494。

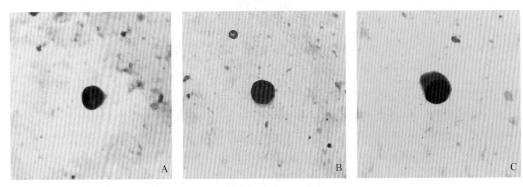

图3-494　精原细胞（瑞-吉染色，×1000）

A. Ad型；B. Ap型；C. B型

2.初级精母细胞　由B型精原细胞分裂而来。胞体直径7.0～16.5μm，呈圆形或椭圆形；胞质染淡紫色，有时有细颗粒沉着和空泡；胞核常偏于一侧，大小不一，染紫色细颗粒或粗颗粒状，分色好的细胞可见核仁。由于初级精母细胞经过细线前期、细线期、偶线期、粗线期、双线期和终变期6个阶段，精液中的初级精母细胞形态多样，核染色质致密程度不同。分色好的细胞，核内可见粗颗粒状的核仁，有时核呈膨大状态。各种形态的初级精母细胞见图3-495。

3.次级精母细胞　由初级精母细胞第一次减数分裂而成，体积较初级精母细胞小。胞体直径6.5～13.8μm，呈圆形或椭圆形；胞质染浅蓝色或灰蓝色；胞核为紫红色，颗粒粗细不一，有时堆集成块状，有单核和双核两种类型，双核对称排列，与蜻蜓头眼相似。次级精母细胞分化较快，健康人精液中次级精母细胞少见。各种形态的次级精母细胞见图3-496。

4.精子细胞　为单倍体细胞，不再进行分裂，经过复杂的形态学变化，由圆形精子细胞演变成蝌蚪状的精子。精子细胞形态多样，大小各异，其体积比次级精母细胞小，胞体直径4.0～8.6μm，细胞多数呈圆形或椭圆形；胞核较小，常贴于胞质边缘，染深紫色，形成浓厚、结实的精子头雏形，核内颗粒浓集但不固缩；胞质呈淡紫色，有时可见空泡。各种形态的精子细胞见图3-497。

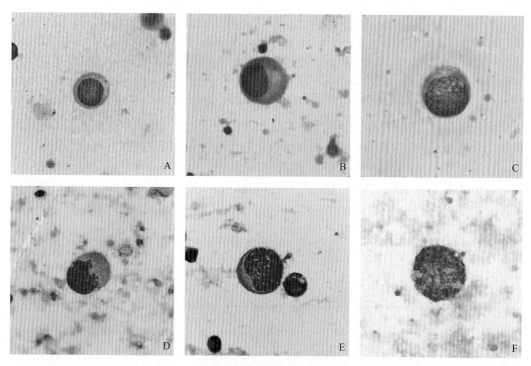

图3-495　初级精母细胞（瑞-吉染色，×1000）

A.细线前期（细沙状）；B.细线期（细丝状）；C.偶线期（细网状）；D.粗线期（粗网状）；E.双线期（线团状）；F.终变期（拉伸状）

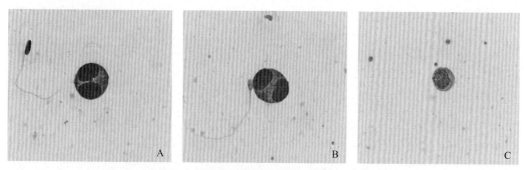

图3-496　次级精母细胞（瑞-吉染色，×1000）

A.双核（细丝相连）；B.双核；C.单个核

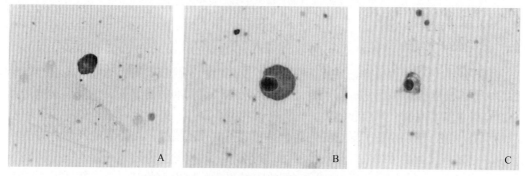

图3-497　精子细胞（瑞-吉染色，×1000）

A.圆核；B.椭圆核；C.细胞核浓缩、体积变小

5.凋亡生精细胞　精子发生过程中，凋亡调控着精子的增殖水平，保持精子在数量、形态及功能上的平衡。凋亡机制的调节失衡是许多疾病的根源，而诱发过多的生精细胞凋亡也是一种病理现象。生精细胞对有害因素易感，使得细胞发生突变的概率增加，而这些变性的生精细胞最终要通过凋亡机制被清除掉，以保证优良精子的存在。生精细胞形态异常尤以凋亡最为常见，且以细胞核的变化最为显著，主要表现为核固缩、核脱出、核边聚、核破碎、核纤维丝、核中空、凋亡小体等形态特征，在凋亡早期还可见到核膜的变化。睾丸内生精细胞凋亡是生理与病理状态下，精子生成数量减少的重要原因。生精细胞过度凋亡、脱落增多，是睾丸生精障碍重要因素。临床治疗发现，形态正常的生精细胞较异常生精细胞在治疗上更有优势。因此，动态观察生精细胞的比例及形态变化对疗效观察及判断预后有着重要价值。各种形态的凋亡生精细胞见图3-498。

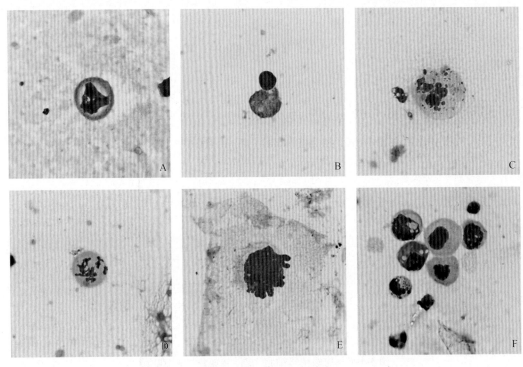

图3-498　凋亡生精细胞（瑞-吉染色，×1000）

A.核固缩、核边聚；B.核脱出；C.核破碎；D.核纤维丝及核断裂；E.核突起发芽；F.生精细胞大量脱落、凋亡

三、精子形态

精子的数量和活力通常是评估精液质量的首要指标，而精子的形态作为精液检查参数之一，其重要性常被低估。在严格使用精子形态评估标准的情况下，正常形态精子百分率与妊娠等待时间、体内和体外妊娠率密切相关。制片、染色及评估是做好精子形态学的重要步骤，特别是精子形态的评估，是实验室的技术挑战。由于制片及染色方法不统一，结果判读标准不规范，导致检测结果出现较大的差异。目前同一实验室不同技术人员检测结果的差异较大，不同实验室间检测结果无可比性。此外，人类精子形态的多样性也造成精子形态评估困难，所以熟练掌握精子形态的评判标准对精液质量的评估有

着重要意义。

（一）精子正常结构与形态

人的精子形似蝌蚪，长约60μm，可分头、尾两个部分。精子结构依次由头部、颈部、中段、主段和末段组成（图3-499）。头部由高度浓缩的细胞核和顶体组成，核内含有遗传物质，为遗传信息的携带者。顶体内含有多种酶，这些酶与精子穿越卵子放射冠、透明带和卵细胞膜有关。尾部又称为鞭毛，长约55μm，含有轴丝、线粒体鞘和纤维鞘等结构，与精子的运动有关。

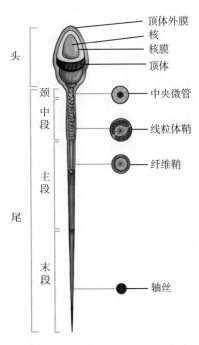

图3-499　精子超微结构模式图

精子形态通常需在染色后利用光学显微镜进行评估和分类，但在光学显微镜下很难观察到完整精子末段。正常形态精子头部外形光滑、轮廓规则，大体上呈椭圆形（图3-500）。顶体区可清晰分辨，占头部的40%～70%。顶体区没有大空泡，并且不超过2个小空泡，空泡大小不超过头部的20%，顶体后区不含任何空泡。中段细长、规则，约与头部长度相等，中段主轴应与头部长轴成一条直线，残留胞质只有在过量时才被认为是异常的，当胞质超过精子头大小的1/3时被称为过量残留胞质（excess residual cytoplasm，ERC）。主段比中段细，均一，其长约为45μm（约为头部长度的10倍）。尾部没有锐利折角。主段可以自身卷曲成环状。只有头部和尾部都正常的精子才被认为是正常形态精子，所有处于临界形态的精子均被判读为异常形态。

（二）异常形态精子

按照《世界卫生组织 人类精液检查与处理实验室手册（第5版）》有关精子形态学

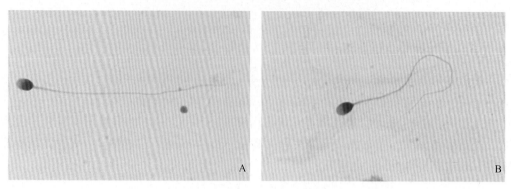

图 3-500　正常形态精子（Diff-Quik 染色，×1000）

的评估标准，将异常形态精子分为头部缺陷、颈部和中段缺陷、主段缺陷及过量残留胞质。当正常形态精子百分率低于 4% 时，称为畸形精子症。畸形精子症的发生病因较为复杂，通常与精索静脉曲张、生殖道感染、遗传及环境等因素密切相关。精子畸形率高，往往间接反映了睾丸生精功能障碍或附睾存在病理性改变，从而影响了精子的活力及受精能力。精子的形态缺陷通常是多重的，常伴有 DNA 碎片的增加、染色体结构异常、不成熟染色质和非整倍体。精子形态异常往往与精子数量减少或活力降低同时存在，也可单独存在。即使精子的数量或活力良好，形态缺陷也可能是反映精子实际受精能力的单一因素。

1. 精子头部缺陷　包括外形异常（大头、小头、圆头、锥形头、梨形头、无定形头等）、顶体区异常（大小）、空泡异常（位置、数量、大小）及上述缺陷的任何组合。各种头部缺陷的精子见图 3-501。

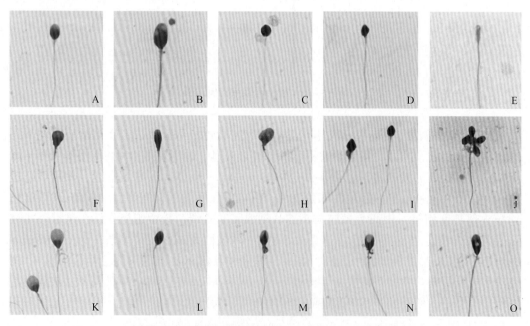

图 3-501　精子头部缺陷（Diff-Quik 染色，×1000）

A. 正常精子；B. 大头精子；C. 圆头精子；D. 小头精子；E. 无头精子；F. 梨形头精子；G. 锥形头精子；H. 不定形头精子；I. 凋亡精子；J. 多头精子；K. 顶体过大；L. 顶体过小；M. 顶体结构异常；N. 顶体区大空泡；O. 顶体后区空泡

2.精子颈部和中段缺陷　包括增粗、不规则、弯曲、松散连接及非对称的接连头部（插入）及上述缺陷的任何组合。各种颈部和中段缺陷的精子见图3-502。

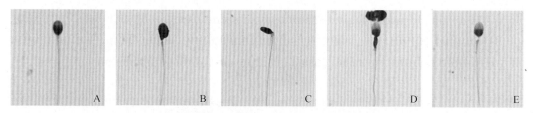

图3-502　精子颈部和中段缺陷（Diff-Quik染色，×1000）

A.正常精子；B.插入；C.颈部弯曲；D.中段增粗；E.颈部松散连接

3.精子主段（尾部）缺陷　包括短尾、多尾、粗尾、发卡形尾、断裂、锐角弯曲、卷曲及上述缺陷的任何组合。各种形态的主段（尾部）缺陷的精子见图3-503。

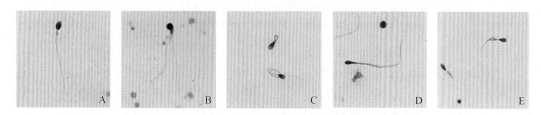

图3-503　精子主段缺陷（Diff-Quik染色，×1000）

A.正常精子；B.多尾精子；C.卷曲精子；D.粗尾精子；E.短尾精子

4.精子过量残留胞质（ERC）　是指精子胞质的量超过头部的1/3，通常伴有中段的缺陷，应注意与胞质小滴（小于头部大小的1/3）的区别。各种形态的过量残留胞质的精子见图3-504。

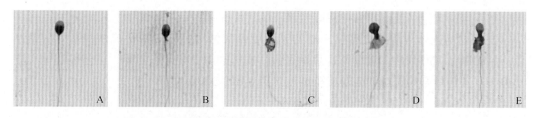

图3-504　精子过量残留胞质（Diff-Quik染色，×1000）

A.正常精子；B.胞质小滴；C～E.精子过量残留胞质

（三）特殊形态畸形精子症

精子形态学检查的目的是评估男性的生育潜能及探索不育症的病因。在做好精子形态标准化评估的同时，精子形态的异常改变与病因的关系应尽可能明确。畸形精子症的表现具有明显异质性，不同患者的异常精子形态不尽相同，有特异性和非特异性畸形之分。特异性畸形主要表现为同一类型畸形比例增高，应高度怀疑遗传因素影响或有害因素的特异性损伤。非特异性畸形则表现为多种不同类型畸形的随机组合，病因众多，临床较为常见。近年来，学者对于圆头精子症、无头精子症、大头精子症及精子尾部多发形态异常（multiple morphological abnormality of sperm flagella，MMAF）等畸形精子症（图3-505）有了深入的研究，其发生与遗传因素高度相关，普通药物或手术治疗无效。对于这些特异性畸形精子，检验人员应给予充分认识，并能够正确报告。

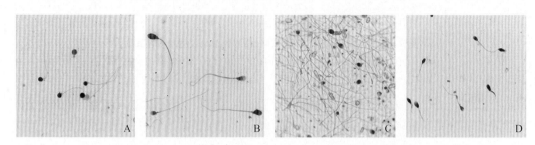

图3-505　特殊形态畸形精子症（Diff-Quik染色，×1000）
A.圆头精子；B.大头精子；C.无头精子；D.精子尾部多发形态异常

四、精液其他有形成分

（一）支持细胞及支持细胞骨架

睾丸支持细胞是唯一与生精细胞紧密接触的细胞，其紧密连接是构成血-睾屏障的重要组成部分，在维持生精小管微环境稳定、精子发生及调控过程中发挥着核心作用，又被称为"保姆细胞"。支持细胞拥有一个组织有序、功能活跃的细胞骨架系统，由微丝、微管和中间纤维组成。支持细胞是多种有毒物质的睾丸内靶细胞，如果微环境的平衡被打破，支持细胞必然受到累积性影响，如细胞萎缩、高度降低及异常脱落。如果精液中检出支持细胞及支持细胞骨架，说明睾丸微环境受累，其损伤已威胁到支持细胞功能，将直接影响生精细胞的分化程度及精子的生成。

支持细胞胞体不规则，多边，有的呈网状骨架结构；胞质细致疏松，淡染、粉红色；胞核圆形或卵圆形，常浓染，呈紫红色。支持细胞骨架形态各异，多呈伸展性、波形分布。各种形态的支持细胞及支持细胞骨架见图3-506。

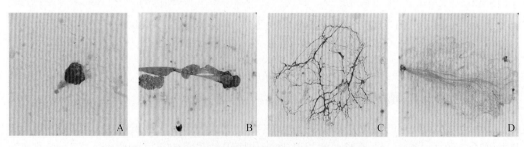

图3-506　支持细胞及支持细胞骨架（Diff-Quik染色，×1000）
A.支持细胞；B.支持细胞骨架；C.微管；D.微丝

（二）白细胞

精液中的白细胞主要包括粒细胞（中性粒细胞、嗜酸性粒细胞）、单核巨噬细胞、淋巴细胞（图3-507），其中中性粒细胞在精液中占50% ～ 60%，单核巨噬细胞占20% ～ 30%，淋巴细胞占4%，嗜酸性粒细胞较少见。

急性炎症时精液中以中性粒细胞为主。在慢性非特异性炎症、急性炎症恢复期时，单核巨噬细胞比例增高。当淋巴细胞增多，则要考虑病毒、结核菌感染的可能。当精液白细胞浓度超过$1×10^6$/ml（过氧化物酶染色）时，称为白细胞精液症。精液白细胞增多是生育力的一个负面影响因素，与精子浓度、精子活动力、正常形态精子率呈明显负相关。由于精液中部分中性粒细胞处于活化阶段，过氧化物酶染色并不能检测到已经释放其颗粒的中性粒细胞和不含有过氧化物酶的白细胞类型，此方法计数的白细胞浓度要比实际结果偏低。精液细胞染色分析可有效区分精液中的生精细胞和白细胞，还可以对白细胞的类型及形态进行分析，但要求技术人员熟练掌握细胞形态特征。

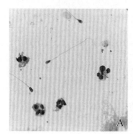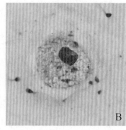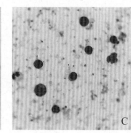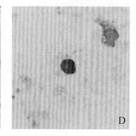

图3-507　白细胞（Diff-Quik染色，×1000）

A.中性粒细胞；B.巨噬细胞；C.淋巴细胞；D.嗜酸性粒细胞

（三）上皮细胞

精液中的上皮细胞通常较少，尤以尿道上皮细胞和前列腺上皮细胞常见，附睾上皮细胞和精囊腺上皮细胞极少见（图3-508）。各类上皮细胞脱落增多，提示特定的附属性腺及尿道黏膜存在损伤。

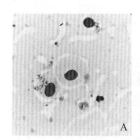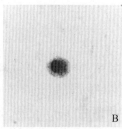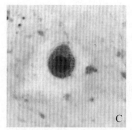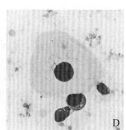

图3-508　上皮细胞（瑞-吉染色，×1000）

A.前列腺上皮细胞；B.附睾上皮细胞；C.精囊腺上皮细胞；D.尿道上皮细胞

（四）其他有形成分

精液中还可以检出线索细胞、细菌、真菌、阴道毛滴虫、包涵体、结晶、纤毛丛、无核胞质体等成分（图3-509），其中病原微生物的检出为生殖道感染提供了重要依据。

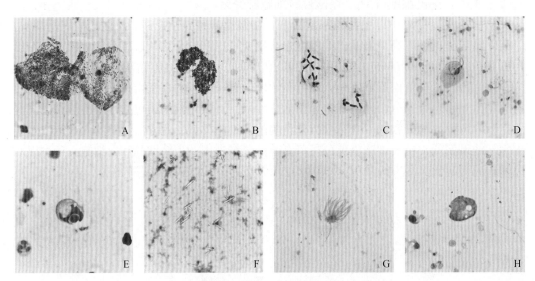

图3-509　其他有形成分（瑞-吉染色，×1000）

A.线索细胞；B.杆菌；C.真菌孢子；D.阴道毛滴虫；E.包涵体；F.磷酸钙结晶；G.纤毛丛；H.无核胞质体

五、男性不育与前列腺炎

近年来，慢性前列腺炎（chronic prostatitis，CP）的发病率越来越高，其对男性生育力的影响也引起了广泛关注。男性不育与前列腺炎同为男科常见疾病，有些男性可能同时患有这两种疾病，它们之间的关系十分复杂且微妙。尽管由于CP引发的自身免疫性炎症反应也可能直接影响睾丸和附睾功能，但通常情况下，前列腺炎是不会直接影响睾丸内精子发生和附睾内精子成熟过程的。当射精时，精子与精浆混合构成精液，而CP引起男性不育的基本途径往往是通过精浆成分的异常而导致的。所以，当前列腺出现病变时，可能影响精液的质量。特别是在一些男性不育症患者中，CP的发生可能是重要原因之一，并可能通过以下几个方面来影响精液的质量。

（一）精液成分改变

精浆中含有一定量的营养成分，提供输送和营养精子的基质，且能激发精子的活力。精浆中含有前列腺分泌的脂类、酶类、氨基酸、微量元素等成分，对维持精子的正常营养具有重要意义。当患有CP时，精液中可能会掺杂一些炎症细胞、细菌等有害成分，细菌的毒素及代谢产物也会排泄到精浆中，而细菌的生存和炎症细胞将大量消耗精液中的营养物质和氧气，使得精子生存环境变差，从而不能充分发挥其生育能力。

（二）精液酸碱度改变

正常精液的酸碱度为pH≥7.2，精子在这样的酸碱度下生存良好、活动自如。当患有CP时，精浆中的酸性物质将会增加，使得酸碱度下降，精浆偏酸性，当酸碱度降低到精子生存最低要求的pH 6.0～6.5时，精子便会夭折，不利于生殖过程的正常进行。由于前列腺液内出现的大量白细胞也会使前列腺液的pH明显提高，并因此改变精液的酸碱度，也不利于精子的生存。

（三）精液黏稠度增加与精液液化异常

射出体外的精液应该逐步液化成稀薄水样液体，便于精子的自由泳动。当患有CP时，前列腺液中的液化酶活性可能降低或分泌量减少，凝固因子相对增多，精液中可能因含有炎症细胞及细菌等成分使得精液液化异常，黏稠度增加，从而影响精子的正常活动。目前对于CP所致精液不液化机制的研究主要集中在前列腺特异性抗原（prostate specific antigen，PSA）、纤溶酶原激活物（plasminogen activator，PA）系统、组织因子（tissue factor，TF）、微量元素锌和pH的改变等方面。

（四）精子质量异常

健康男性每次射精量在2～6ml，因精子所占体积微乎其微，所以精液量基本上等于精浆的量。当患有CP时，精浆的分泌量减少，不利于精液内精子的生存和活动。精浆的量有时也会增加，使精子浓度减少，精子稀释，也会影响精子功能。

总之，CP不仅可以改变精液的性状，还可以通过精液中白细胞数量的增加、病原体的直接或间接影响、氧化应激反应、内分泌异常等诸多途径和机制来影响男性的生育力。尽管CP可能降低男性的生育能力，但男性不育不一定是由前列腺炎导致的，还应该从其他病因方面考虑。另外，CP患者常有明显的精神心理症状并可诱发心因性性功能障碍，包括勃起功能障碍、不射精、早泄等，从而影响男性的生育力。

第四节　前列腺感染常见的微生物与寄生虫

一、细菌

细菌是前列腺炎的主要病原体，可通过尿道上行感染，也可能由身体其他部位感染的病菌通过淋巴液、血液的循环导致前列腺的感染。细菌性前列腺炎的常见致病菌为葡萄球菌、肠杆菌科细菌、链球菌、淋病奈瑟球菌、沙眼衣原体、解脲脲原体、人型支原体、棒杆菌等，结核分枝杆菌感染少见。大多数前列腺炎为单一菌感染，但由于前列腺液标本的留取经过尿道，常混有尿道定植菌，如凝固酶阴性葡萄球菌、棒杆菌、厌氧菌、解脲脲原体、人型支原体等，因此，对于培养出的混合菌株需要做评估。通常临床医师会对"病原菌"采取抗感染治疗，常用抗生素如头孢类（头孢曲松、头孢地尼）、四环素类（多西环素）、喹诺酮类（左氧氟沙星、莫西沙星等）、大环内酯类（阿奇霉素、罗红霉素）等。

用于前列腺炎诊断的标本包括前列腺液、尿液、精液及前列腺活检组织，而慢性前列腺炎的细菌培养阳性率低，临床诊断比较困难。

（一）革兰氏阳性菌

细菌性前列腺炎常见的革兰氏阳性菌有金黄色葡萄球菌、溶血葡萄球菌、表皮葡萄球菌、B群链球菌及解谷氨酸棒杆菌等。

1.金黄色葡萄球菌　多数是血行感染，患者同时伴随寒战和高热，以及尿频、尿急、尿痛等症状。粪肠球菌寄生于人的生殖道等部位，在机体抵抗力下降或黏膜破损时引发感染。

2.B群链球菌　也称无乳链球菌，定植于人的泌尿生殖道、直肠，可引起人体泌尿道和生殖道感染。

3.解谷氨酸棒杆菌　可从前列腺炎患者的前列腺液中检出，培养24小时后细菌菌落≥1mm，呈黄白色、凸起、奶油状，β-葡萄糖醛酸酶与七叶苷、CAMP试验均阳性。

（二）革兰氏阴性菌

常见的革兰氏阴性杆菌有大肠埃希菌、肺炎克雷伯菌、变形杆菌等；非发酵菌中的铜绿假单胞菌等也有检出；革兰氏阴性球菌以淋病奈瑟球菌最为常见。

1.大肠埃希菌　是人体肠道定植菌群，可引起免疫力低下患者或者正常人的肠外感染，是急、慢性前列腺炎常见的病原菌。

2.淋病奈瑟球菌　革兰氏阴性球菌，是常见性传播疾病的病原菌之一，可经尿道向上蔓延而引起前列腺、精囊和附睾感染。男性慢性淋病患者大多数为急性淋病转变而来，通常表现为尿道炎症反复发作，有前列腺炎、精囊炎、附睾炎等并发症。取男性尿道口脓性分泌物，涂片、染色后可以发现中性粒细胞吞噬革兰氏阴性双球菌，分离培养阳性可明确诊断。由于此菌不耐热，怕干燥，标本采集后需立即送检并接种，35℃含5%CO_2的环境是淋病奈瑟球菌生长的关键条件。

（三）结核分枝杆菌

结核分枝杆菌可导致严重的感染，可侵犯全身的组织器官，其中，男性泌尿生殖系统是好发部位之一。前列腺结核早期表现为普通前列腺炎。因为主要感染途径是由肾下行至前列腺、精囊，然后再经输精管到附睾，所以前列腺结核通常是在其他部位检查时发现，如在附睾结核破溃的脓液中检出。结核性前列腺炎多与附睾、输精管及精囊结核同时存在，导致输精管堵塞而引起不育。γ干扰素释放实验是目前诊断结核分枝杆菌感染的最新检测技术，灵敏度和特异度均较高。

（四）其他微生物感染

1.沙眼衣原体　是常见性传播疾病的病原菌之一，为男性非淋菌性尿道炎的主要病因，可引起严重的并发症，以附睾炎多见。

2.人型支原体与解脲脲原体　可引起泌尿生殖道的感染，泌尿科、生殖科医师常采集分泌物送检培养。由于存在定植菌，对于阳性结果需要评估，特别是人型支原体是否

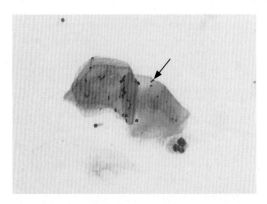

图3-520 细菌（箭头所指），上皮细胞黏附G⁺球菌（革兰染色，×1000）

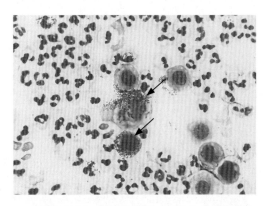

图3-521 细菌（箭头所指），G⁻细菌大量，部分细菌被中性粒细胞吞噬（革兰染色，×1000）

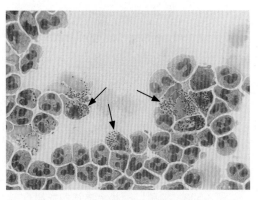

图3-522 双球菌（淋病奈瑟球菌），成双，肾形排列，被中性粒细胞所吞噬（箭头所指）（尿道分泌物，革兰染色，×1000）

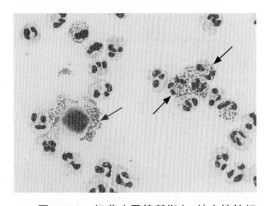

图3-523 细菌（黑箭所指），被中性粒细胞吞噬；前列腺主上皮细胞黏附G⁻双球菌（红箭所指），来源于细菌性前列腺炎病例（革兰染色，×1000）

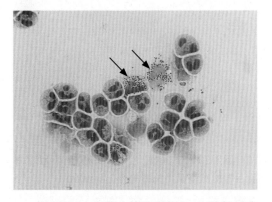

图3-524 细菌（箭头所指），中性粒细胞吞噬淋病奈瑟球菌，来源于淋菌性前列腺炎确诊病例（革兰染色，×1000）

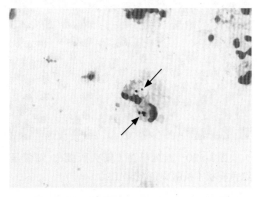

图3-525 细菌（箭头所指），中性粒细胞吞噬少量G⁺球菌（革兰染色，×1000）

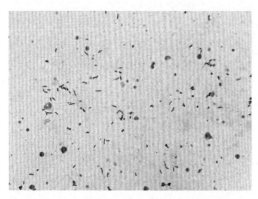

图3-526　细菌（G⁺杆菌），呈紫色（革兰染色，×1000）

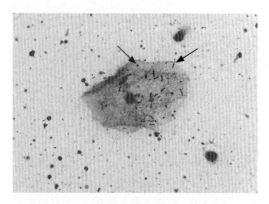

图3-527　细菌,G⁺杆菌（黑箭所指）,G⁻球菌（红箭所指）（革兰染色，×1000）

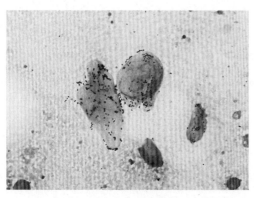

图3-528　细菌，鳞状上皮细胞黏附G⁺球菌（革兰染色，×1000）

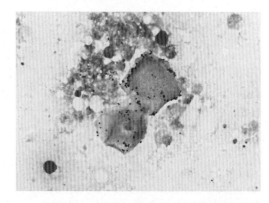

图3-529　细菌，鳞状上皮细胞黏附G⁺球菌（革兰染色，×1000）

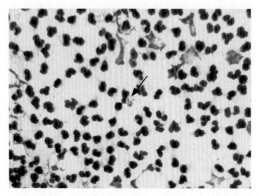

图3-530　抗酸杆菌（箭头所指），细菌呈红色杆状（抗酸染色，×1000）

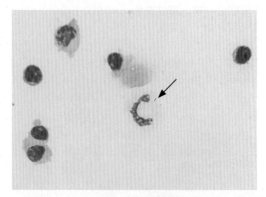

图3-531　抗酸杆菌（箭头所指），巨噬细胞吞噬抗酸杆菌（抗酸染色，×1000）

图3-532　抗酸杆菌（荧光染色，×1000）

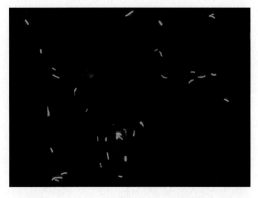

图3-533　抗酸杆菌（荧光染色，×1000）

二、真菌

前列腺液中偶见真菌孢子，多为假丝酵母菌；瑞－吉染色真菌孢子呈深蓝色（图3-534、图3-535），革兰染色见图3-536、图3-537，糖原染色见图3-538、图3-539。

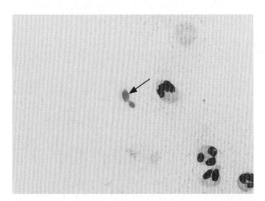

图3-534　真菌孢子（箭头所指），卵圆形，来源于真菌性前列腺炎确诊病例（瑞－吉染色，×1000）

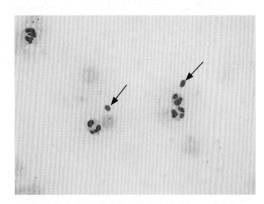

图3-535　真菌孢子（箭头所指），深蓝色，卵圆形（瑞－吉染色，×1000）

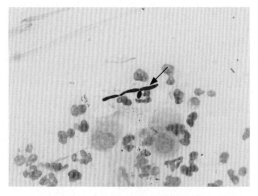

图3-536　真菌假菌丝（箭头所指）（革兰染色，×1000）

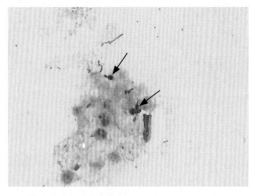

图3-537　真菌孢子（箭头所指）（革兰染色，×1000）

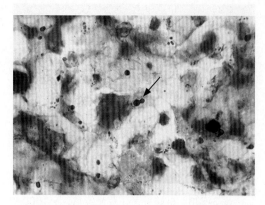

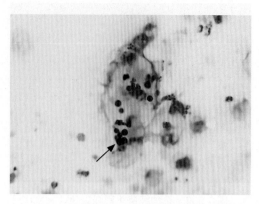

图3-538　真菌孢子（马拉色菌，箭头所指），背景可见大量中性粒细胞（糖原染色，×1000）

图3-539　真菌孢子（马拉色菌，箭头所指），考虑污染（糖原染色，×1000）

三、寄生虫

前列腺液中很少见到寄生虫，偶见滴虫（图3-540、图3-541），可能来源于滴虫性前列腺炎或尿道污染。

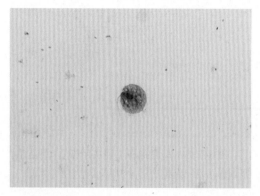

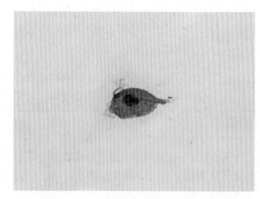

图3-540　阴道毛滴虫（革兰染色，×1000）

图3-541　阴道毛滴虫（瑞-吉染色，×1000）

第四章

前列腺肿瘤细胞学

第一节 前列腺穿刺概述

一、前列腺穿刺活检术

前列腺穿刺是一种借助影像学，使用细针（活检针）经直肠或会阴途径从前列腺中取出可疑组织样本的有创检查。前列腺穿刺活检术可以准确、有效地确诊前列腺癌，对于早期前列腺癌的诊断有重要意义。

二、前列腺穿刺入路与方法

1.经直肠前列腺穿刺术（transrectal prostate biopsy，TRPB） 是经直肠超声引导的前列腺穿刺活检术，其对麻醉、手术器械的要求较低，操作步骤简单，耗时短，患者疼痛相对较小，耐受性良好。

2.经会阴前列腺穿刺术（transperineal prostate biopsy，TPPB） 是经会阴双平面超声引导下的前列腺穿刺，穿刺时可精准定位，实时掌握进针深度与穿刺部位，组织取材满意度较高，阳性率高；尤其是对于位于前列腺腹侧、尖部的病灶，TPPB没有"盲区"。此种方式相比TRPB，无须行肠道准备，穿刺后尿道损伤、术后感染、出血的概率等也较TRPB低。

两种穿刺术在前列腺癌检出率上无显著差异，考虑患者肿瘤位置及术后并发症时可根据实际情况选择术式。

三、前列腺穿刺活检适应证及禁忌证

（一）前列腺穿刺活检适应证

（1）直肠指诊发现前列腺可疑结节，任何PSA值。

（2）TRUS或MRI发现可疑病灶，任何PSA值。

（3）PSA＞10ng/ml。

（4）PSA 4～10ng/ml，游离PSA（f-PSA）/总PSA（t-PSA）值异常和（或）PSA密度（PSAD）值异常（注：当PSA为4～10ng/ml时，若f-PSA/t-PSA、PSAD值、影像学检查均正常，应严密随访）。

（二）重复穿刺

第一次前列腺穿刺活检结果为阴性，但直肠指诊、影像学检查、PSA或其他衍生物水平提示可疑前列腺癌时，可考虑重复前列腺穿刺。一般推荐间隔3个月或以上。

（三）前列腺穿刺活检禁忌证

（1）处于泌尿生殖系统急性感染期或发热期。

（2）有高血压危象。

（3）处于心脏功能不全失代偿期。

（4）有严重出血倾向的疾病。

（5）高血压、糖尿病等合并症控制不良。

（6）合并严重的内、外痔，有肛周或直肠病变、肛门狭窄时禁忌行经直肠途径穿刺。

（7）严重的免疫抑制状态。

（8）存在严重的心理相关性疾病或穿刺不配合者。

四、前列腺穿刺术后并发症

1. 出血　出血是前列腺穿刺术后最常见的并发症，表现为血尿、血便、前列腺局部血肿及远期血精等。出血量一般较少，通常在1～3天逐渐消失，无须特别处理。对于少数合并痔疮或凝血功能障碍的患者，可能引起较严重的血便或血尿，应引起重视。

2. 感染　术后感染是经直肠前列腺穿刺最严重的并发症，发生率为0.1%～7.0%。穿刺术后当天可出现低热，一般不超过38℃，次日多可恢复正常。

3. 尿潴留　前列腺穿刺术后有6%～25%的患者会发生急性尿潴留，有明显排尿困难或大体积前列腺合并严重下尿路症状的患者更易发生。

4. 迷走神经反射　前列腺穿刺可能会导致患者过度紧张和不适，引起迷走神经反射，发生率为1.4%～5.3%。主要表现为头晕、出汗、面色苍白、四肢发凉、恶心呕吐、心动过缓、血压下降等。

五、前列腺穿刺注意事项

（一）术前

（1）抽血检查传染病、凝血功能和血常规，避免不必要的穿刺后出血。探针经会阴或经直肠刺入，会有少量的出血，所以要有良好的凝血功能。

（2）预防性使用抗生素：经直肠超声引导下前列腺穿刺活检术之前，应常规口服或静脉预防性应用抗生素。经会阴前列腺穿刺前不需要预防性应用抗生素。

（3）对高血压、冠心病、糖尿病患者，要确定病情处于稳定状态，控制好血压，活检前进行心电图检查。建议糖尿病患者血糖控制在允许范围内。如果血糖在有创手术中超过11.1mmol/L，容易引起感染或影响伤口愈合。

(5)(5)(5)(5)(5)(5)(5)(5)(5)(5)(5)(5)(5)(5)(5)(5)(5)(5)(5)(5)(5)(5)(5)(5)(5)(5)(5)(5)(5)(5)

（4）肠道准备：经直肠前列腺穿刺活检前需清洁肠道，开塞露可代替灌肠，建议穿刺前用碘伏清洁肠道。

（二）术后

（1）穿刺后持续使用抗生素3～5天以降低感染风险。

（2）由于穿刺活检的伤口很小，一般情况下无须过多处理，两周不骑自行车或不进行其他压迫性的运动即可。

（3）穿刺后的几天，患者可能会出现局部疼痛，可能会有血尿或轻微直肠出血，特别是痔疮患者；此外，精液也可能会带血，取决于射精的频率，往往会持续数周。如果长时间持续观察到出血情况，一定要告知医师。

六、前列腺组织印片

（一）制作方法

印片法：将切取的病变组织用手术刀切开，立即将切面平放在玻片上，轻轻按印。此方法为活体组织检查的辅助方法。

（二）涂片的固定

固定的目的是保持细胞自然形态，防止细胞自溶和细菌所致的腐败；固定液能沉淀和凝固细胞内蛋白质和破坏细胞内溶酶体酶，使细胞可以保持自然形态，结构清晰，易于着色。因此标本越新鲜，固定越及时，细胞结构越清晰，染色效果越好。

1.固定液　①乙醚乙醇固定液：该固定液渗透性较强，固定效果好，适用于一般细胞学常规染色；②氯仿乙醇固定液：其优点同上；③95%乙醇固定液：适用于大规模防癌普查，制备简单，但渗透作用稍差。

2.固定方法　①带湿固定：涂片后标本未干燥即行固定的方法称带湿固定。此法固定的细胞结构清楚，染色新鲜，适用于巴氏或HE染色。痰液、阴道分泌物及食管拉网涂片等常用此方法。②干燥固定：涂片后待其自然干燥，再行固定。适用于稀薄标本如尿液、胃冲洗液等，也适用于瑞氏染色和吉姆萨染色。③固定时间：一般为15～30分钟。

（三）涂片的染色

染色的目的是借助一种或多种染料，使组织和细胞内结构分别着不同的颜色，使细胞内部结构能清楚地呈现在显微镜下。染色的原理包括物理作用和化学作用，物理作用是利用毛细管现象、渗透、吸收和吸附作用，使染料的色素颗粒牢固地进入组织细胞，并使其显色；染色的化学作用是使渗入组织细胞的染料与其相应的物质起化学反应，产生有色的化合物。

（四）常用染色方法

1.巴氏染色法　本法染色特点是细胞胞质具有多种颜色，色彩鲜艳。涂片染色的透明性好，胞质颗粒分明，胞核结构清晰，如鳞状上皮过度角化细胞胞质呈橘黄色；角化细胞呈粉红色；而角化前细胞呈浅绿色或浅蓝色，适用于上皮细胞染色或观察阴道涂片中激素水平对上皮细胞的影响。此方法的缺点是染色程序比较复杂。

2.苏木精-伊红染色法（HE染色法） 该方法染色透明度好，胞核与胞质对比鲜明。染色步骤简便，效果稳定。适用于痰液涂片，细胞核呈紫蓝色，胞质呈淡玫瑰红色，红细胞呈朱红色。

3.瑞-吉染色法 本方法多用于血液、骨髓细胞学检查。胞质内颗粒与细胞核染色质结构显示较清晰，操作简便。

第二节 前列腺肿瘤

前列腺肿瘤包括前列腺上皮性肿瘤和间叶性肿瘤，大部分为恶性肿瘤。前列腺癌是男性泌尿生殖系统最常见的上皮性恶性肿瘤，近年来我国前列腺癌发病率和病死率居高不下且有不断上升的趋势。

一、前列腺上皮性肿瘤

（一）前列腺高级别上皮内瘤变

前列腺上皮内瘤变（prostatic intraepithelial neoplasm，PIN）是指前列腺导管或腺泡的被覆上皮发生瘤变，此瘤变局限于上皮层，其含义类似于宫颈的上皮内瘤变（CIN）。并根据其病变的严重程度分为2个级别，即低级别前列腺上皮内瘤变（相当于PIN Ⅰ）及高级别前列腺上皮内瘤变（相当于PIN Ⅱ及PIN Ⅲ）。

低级别PIN的结构和细胞学病变较轻，常见于炎症及修复性再生，与正常增生的病变难以鉴别。高级别PIN（HGPIN）常伴随腺癌，偶尔可见PIN腺泡与腺癌的过渡。HGPIN有4种常见组织结构：簇状型、微乳头型、筛状型和平坦型。细胞特点如下：固有腺泡或导管内被覆着核增大的大细胞，核质比增加，核仁明显，核染色质粗大，核膜不整齐，基底细胞层连续或断续（图4-1A、B）。基底细胞可用CK34βE12或P63等来检测（图4-1C、D），表明HGPIN是一种非浸润性的癌前病变。

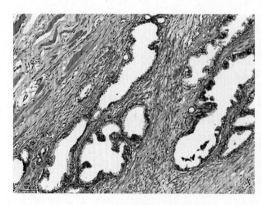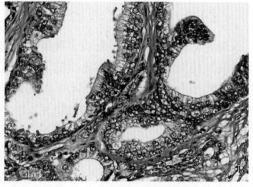

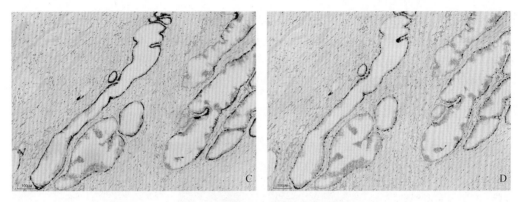

图4-1　前列腺高级别上皮内瘤变

A.扩张的导管内可见增大的分泌性上皮细胞呈簇状及微乳头状增生（HE染色，×100）；B.细胞核大，核质比增高，核仁明显（HE染色，×200）；C.基底细胞CK34βE12阳性（免疫组化Envision法，×100）；D.基底细胞P63阳性（免疫组化Envision法，×100）

（二）前列腺腺泡腺癌

前列腺腺泡腺癌（prostatic acinar adenocarcinoma）就是一般所说的前列腺癌，是前列腺最常见的恶性肿瘤，多见于老年人，好发于前列腺的外周区。典型的前列腺腺泡腺癌形态学特点如下：腺泡小而密集，形态较均一，腔内缘缺乏正常腺泡的乳头状结构，部分腺体融合呈筛状或实片状生长，无基底细胞层。细胞核增大，核形不规则，双嗜性胞质，核质比增高，核染色质增粗且靠近核膜排列，核仁明显（图4-2）。癌腔内常见类晶体及酸性黏液。

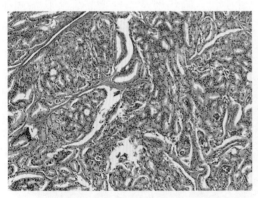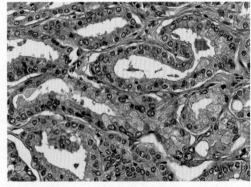

图4-2　前列腺腺泡腺癌

A.前列腺腺泡小而密集，形态均一（HE染色，×100）；B.细胞核大，核质比增高，核仁明显（HE染色，×200）

（三）前列腺导管内癌

前列腺导管内癌的组织学特征类似于HGPIN，但细胞的异型性更加明显，核仁显著，呈现出高级别腺泡腺癌的核特征。前列腺导管内癌的基本诊断标准如下：①腺泡内和（或）导管内上皮的肿瘤性增生；②实性或致密的筛状结构；③疏松筛状或微乳头状结构伴明显的核异型性；④周围存在基底细胞。其中导管内癌最常见的是致密的筛状结构。

图4-3中患者的前列腺导管上皮异型增生呈乳头样及致密筛样，周围有前列腺腺泡腺癌成分。

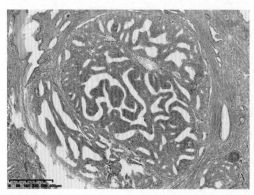
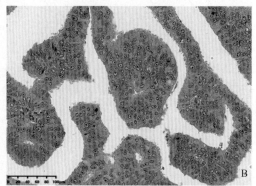

图4-3　前列腺导管内癌

A.肿瘤细胞充满前列腺大腺泡或导管呈致密筛样（HE染色，×40）；B.肿瘤细胞核大，空泡状，核仁显著（HE染色，×200）

（四）前列腺导管腺癌

前列腺导管腺癌往往和前列腺腺泡腺癌共存，单纯的导管腺癌非常罕见，仅占0.2%～0.4%。典型的导管腺癌有3种结构：乳头状、筛状型及实性型。乳头状结构往往分支复杂，被覆单层或假复层高柱状上皮，细胞质呈嗜酸性，核形长，位于基底，核仁明显，核分裂象常见（图4-4）。筛状型及实性型结构中心部常有坏死灶，像粉刺癌。上述3种结构常同时并存，并有过渡。

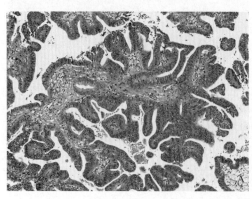
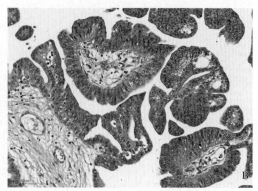

图4-4　前列腺导管腺癌

A.肿瘤细胞乳头状生长（HE染色，×100）；B.肿瘤细胞呈高柱状，核位于基底（HE染色，×200）

（五）前列腺尿路上皮癌

尿路上皮癌可原发于前列腺，而更常见是继发的，大部分前列腺尿路上皮癌是由膀胱尿路上皮癌累及前列腺。前列腺尿路上皮癌绝大多数为高级别肿瘤，且伴有原位癌。肿瘤侵袭间质时，可见肿瘤细胞呈不规则的小巢状、条索状或单个癌细胞浸润，并引起显著的增生性间质反应（图4-5）。肿瘤细胞核多形性明显，核分裂象常见，可见凋亡小体。

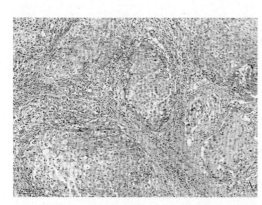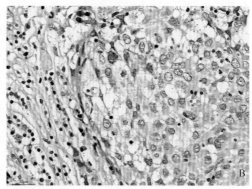

图4-5　前列腺尿路上皮癌

A.肿瘤细胞呈巢状浸润间质（HE染色，×100）；B.肿瘤细胞异型明显，核深染，胞质丰富，部分透亮，可见核仁及核分裂象（HE染色，×400）

（六）普通型前列腺腺癌伴神经内分泌分化

前列腺腺癌伴神经内分泌分化可见于未经任何治疗的前列腺癌，但更多出现于患者去势治疗后及对雄激素受体产生抵抗后。这一类型的肿瘤通常指形态学为典型的腺泡型或导管型前列腺腺癌，但经过免疫组化染色证实伴有神经内分泌分化，可局灶表达，也可以弥漫阳性。

经免疫组化研究表明，相当数量的普通型前列腺腺癌中有散在神经内分泌细胞，只有前列腺腺癌显示成簇的肿瘤性神经内分泌细胞时，才能够被严格地定义为前列腺腺癌伴神经内分泌分化。

图4-6所示病例镜下观察肿瘤细胞呈筛孔样及腺样排列，细胞核泡状，见明显的核仁（图4-6A），细胞大小相对一致，伴有神经内分泌的分化（免疫组化synaptophysin，Syn阳性，图4-6B）。

（七）前列腺小细胞神经内分泌癌

前列腺小细胞神经内分泌癌在形态上与肺小细胞癌相似，有大量的凋亡细胞。50% ～ 60%的病例表现为单纯的小细胞神经内分泌癌，其余病例多与低分化的前列腺腺泡腺癌并存。镜下观察，肿瘤细胞呈片状及弥漫分布，可见坏死（图4-7A）。肿瘤细

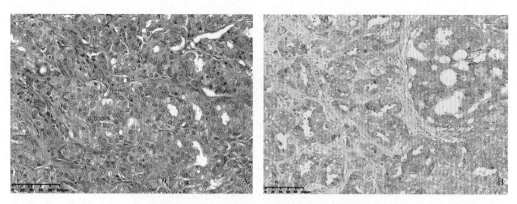

图4-6　前列腺腺泡腺癌伴神经内分泌分化

A.肿瘤细胞呈筛孔样及腺样排列，大小形态相对一致，见核仁（HE染色，×200）；B. Syn阳性（免疫组化Envision法，×200）

胞体积小，呈短梭形，核大深染，胞质少，核仁不明显，核分裂象多见（图4-7B）。免疫组化神经内分泌标记物阳性可帮助确诊（图4-7C、D）。

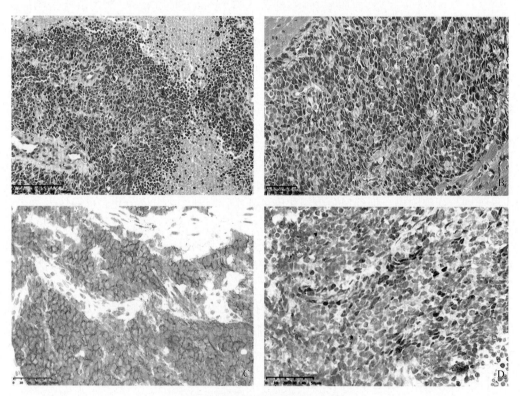

图4-7　前列腺小细胞神经内分泌癌

A.肿瘤细胞片状排列，见坏死（HE染色，×200）；B.肿瘤细胞核深染，染色质细腻，核仁不明显，核分裂象易见（HE染色，×300）；C. Syn阳性（免疫组化Envision法，×400）；D. TTF-1部分阳性（免疫组化Envision法，×400）

二、前列腺间叶性肿瘤

前列腺间叶源性肿瘤是指发生于前列腺的多种少见的良性及恶性间叶性肿瘤。

（一）恶性潜能未定的间质肿瘤

恶性潜能未定的前列腺间质肿瘤（prostate stromal tumor of uncertain malignant potential）临床罕见，镜下表现为特异性间质呈不同程度的增生。肿瘤由梭形或短梭形细胞构成，呈漩涡状、车辐状或弥漫片状排列，胞质透明或弱嗜酸性，胞核增大，常无或仅有少数核分裂象，核仁不明显，不见坏死（图4-8A～D）。免疫组化CD34、PR及actin常为阳性。

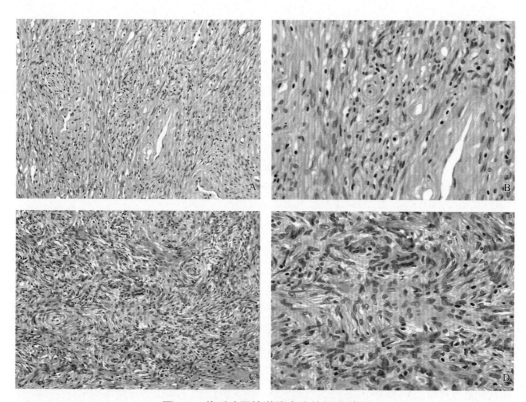

图4-8　前列腺恶性潜能未定的间质肿瘤

肿瘤细胞稍丰富，胞核短梭形，核仁不明显。A. HE染色，×100；B、C. HE染色，×200；D. HE染色，×400

（二）前列腺平滑肌瘤

前列腺平滑肌瘤罕见，肿瘤结节直径至少1cm，边界清楚（图4-9A），与周围间质无过渡。其组织学特征同子宫平滑肌瘤，呈编织状、束状排列（图4-9B、C），细胞长梭形，核杆状，两端钝圆，胞质丰富，嗜酸性（图4-9D），通常无细胞的非典型性，缺乏凝固性坏死。

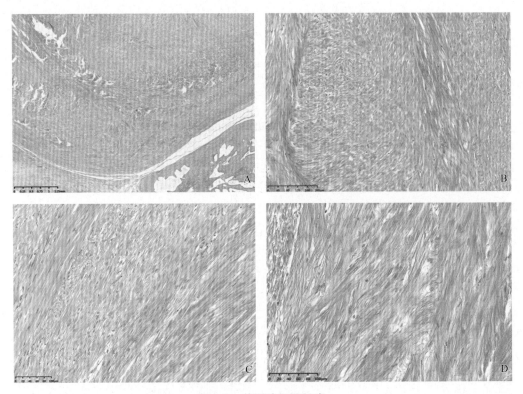

图4-9 前列腺平滑肌瘤

A.肿瘤界限清楚,周围可见正常前列腺组织(HE染色,×20);B、C.肿瘤细胞束状及交错排列(HE染色,×100);D.肿瘤细胞长梭形,胞质嗜伊红染色,无异型(HE染色,×200)

(三)前列腺平滑肌肉瘤

前列腺平滑肌肉瘤好发于40～70岁,是前列腺肉瘤中常见的类型。组织学上与其他部位平滑肌肉瘤相似,可呈束状、席纹样及栅栏状排列(图4-10A)。典型的细胞核呈梭形,两端钝圆,胞质嗜酸性,并见多少不等的核分裂象(图4-10B、C)及坏死。免疫组化SMA、MSA、desmin及h-caldesmon阳性(图4-10D)。

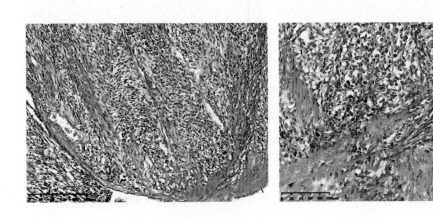

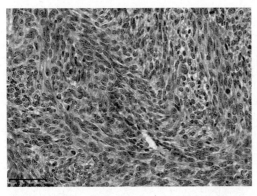
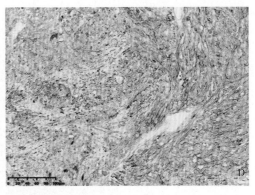

图4-10　平滑肌肉瘤

A.肿瘤细胞梭形，束状排列（HE染色，×100）；B.肿瘤细胞与平滑肌有移行（HE染色，×200）；C.肿瘤细胞丰富，核深染，核分裂象易见（HE染色，×200）；D. h-caldesmon阳性（免疫组化Envision法，×100）

（四）前列腺横纹肌肉瘤

前列腺横纹肌肉瘤是儿童及年轻人最常见的前列腺间质肿瘤。在组织学上，大部分的横纹肌肉瘤为胚胎性亚型。

1.胚胎性横纹肌肉瘤　儿童或年轻人前列腺内梭形细胞肿瘤首先考虑胚胎性横纹肌肉瘤。瘤细胞形态多样，分化较为原始的细胞为星状细胞和小圆形细胞，核圆形或卵圆形，深染，胞质稀少，核分裂象易见（图4-11A、B）；当瘤细胞逐渐向成熟方向分化时，其形态也演变为蝌蚪样、梭形、带状、网球拍样等各种形态的横纹肌母细胞，胞质增多，呈深嗜伊红染色（图4-11C），免疫组化显示瘤细胞表达desmin、MSA、myogenin和MyoD1（图4-11D）。

2.梭形细胞横纹肌肉瘤　该肿瘤由条束状排列的长梭形细胞构成（图4-12A），核呈长卵圆形，胞质呈深嗜伊红染色，可见散在的横纹肌母细胞（图4-12C），分化较好者瘤细胞异型性不明显，核分裂象可见，但不多。分化较差者，细胞可有明显的异型性及核分裂象，形态上类似纤维肉瘤（图4-12B）。免疫组化显示瘤细胞表达desmin、MSA、myogenin和MyoD1（图4-12D）。

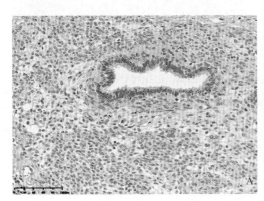
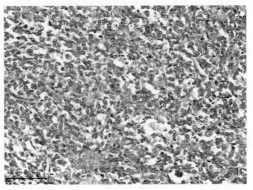

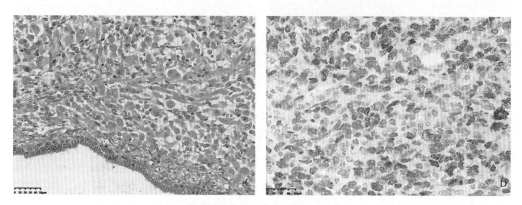

图4-11　胚胎性横纹肌肉瘤

A.肿瘤局部间质黏液样变性，内可见残存的前列腺腺体（HE染色，×100）；B.肿瘤细胞短梭形或卵圆形，核深染（HE染色，×200）；C.肿瘤细胞胞质丰富，呈深嗜伊红染色，核偏位（HE染色，×300）；D. MyoD1阳性（免疫组化Envision法，×400）

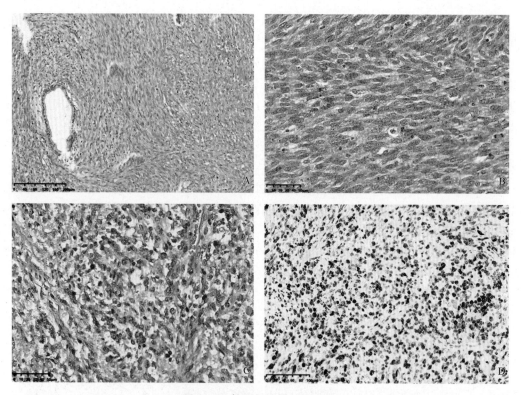

图4-12　梭形细胞横纹肌肉瘤

A.梭形肿瘤细胞围绕在前列腺腺体周围（HE染色，×100）；B.肿瘤细胞梭形，核分裂象易见（HE染色，×300）；C.可见散在的横纹肌母细胞，胞质呈深嗜伊红染色（HE染色，×300）；D. MyoD1阳性（免疫组化Envision法，×200）

三、前列腺转移性腺癌

前列腺周围器官发生的肿瘤，如直肠和膀胱的恶性肿瘤，可通过直接侵袭方式累及前列腺。远隔脏器的恶性肿瘤转移到前列腺的情况非常罕见。该例患者61岁，前列腺组织内见不规则生长的异型腺体，腺体大小不一，少数呈条索状排列，细胞核柱状深染，单层及复层排列（图4-13A、B），核分裂象易见，免疫组化CDX2阳性（图4-13C）、CK20阳性（图4-13D）、PSA（-）提示为消化道来源的中低分化腺癌。

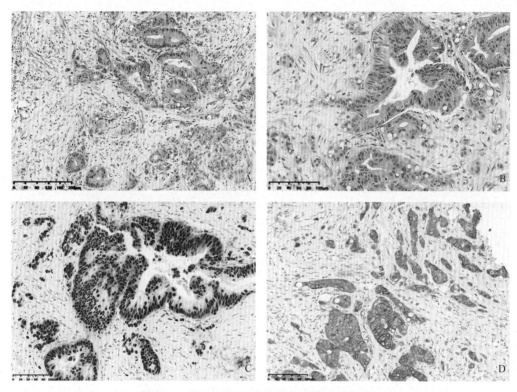

图4-13 前列腺转移性腺癌（消化系统来源）

A.肿瘤细胞呈不规则的腺腔样及条索样排列（HE染色，×100）；B.部分细胞核呈柱状，深染（HE染色，×300）；C. CDX2阳性（免疫组化Envision法，×200）；D. CK20阳性（免疫组化Envision法，×200）

四、前列腺弥漫性大B细胞淋巴瘤

原发于前列腺的淋巴瘤非常罕见，占所有非霍奇金淋巴瘤的0.1%，占全部前列腺肿瘤的0.09%。诊断标准及免疫组化均与其他部位的淋巴瘤一致。前列腺弥漫性大B细胞淋巴瘤的瘤细胞形态多样，一般胞核较大，圆形（图4-14A、B）；胞质较少，染色质空泡状或粗颗粒状；常有核仁，一个或多个，核分裂象易见。可表达多种B细胞抗原，如CD20（图4-14C）、CD19、CD79a等，部分病例表达Bcl-2蛋白（图4-14D）。

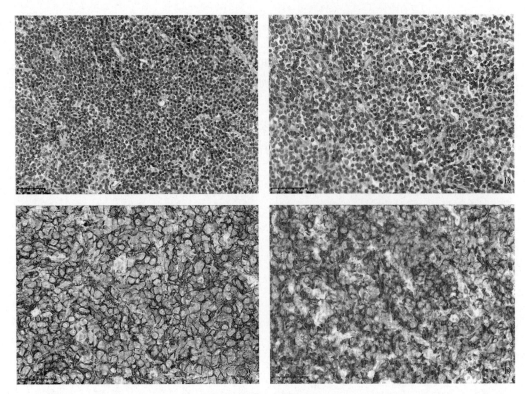

图4-14　弥漫性大B细胞淋巴瘤

A.肿瘤细胞弥漫排列，细胞拥挤，界限不清，核圆形、深染，胞质稀少（HE染色，×100）；B.肿瘤细胞圆形、卵圆形，部分可见小核仁（HE染色，×200）；C. CD20阳性（免疫组化Envision法，×400）；D. Bcl-2阳性（免疫组化Envision法，400）

第三节　前列腺癌转移

一、前列腺癌常见的转移部位

前列腺癌最常见的转移部位是淋巴结和骨，其次为肺、膀胱、肝、肾上腺及浆膜腔等部位。转移到肺的前列腺腺癌通常形成多个小结节或弥漫性淋巴管播散。来源不明的转移癌要考虑是否为前列腺腺癌转移可能。确认这些肿瘤来源于前列腺的意义在于，即使是广泛转移的前列腺腺癌，激素治疗也可能有效，可以达到显著的、长期的缓解。

骨是前列腺癌常见的转移部位，可单发，也可多发，以脊柱和骨盆转移多见，颅骨转移较为少见。所有来源不明的男性骨转移性腺癌病例都应该进行前列腺特异性标志物和免疫组化染色。淋巴结转移最常见于盆腔淋巴结，可再蔓延至腹膜后淋巴结，还可转移至横膈上淋巴结、左锁骨上淋巴结和纵隔淋巴结。某些低分化前列腺腺癌PSA阴性，而抗体NKX3.1和P501S（prostein）呈阳性，所以这3种标志物常用于前列腺低分化腺癌和尿路上皮癌的鉴别诊断。

二、前列腺转移性癌细胞形态特征

前列腺癌组织学常见类型是腺癌，包括腺泡腺癌和导管腺癌等，其中腺泡腺癌比较多见，少见类型有神经内分泌癌和鳞癌等。转移癌以腺癌为主，癌细胞多成团分布，结构呈三维立体，细胞排列紊乱，胞质量多少不一，胞核圆形，大小基本一致，染色质致密，核仁明显。各种前列腺肿瘤转移见图4-15～图4-18。

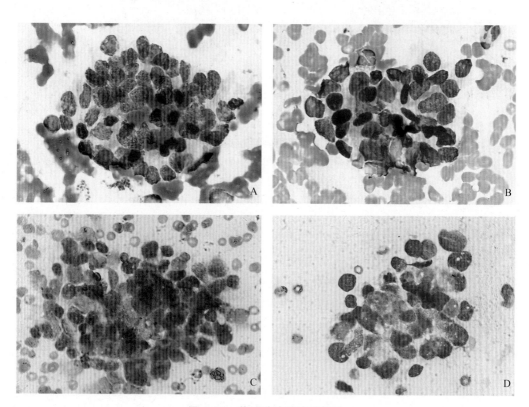

图4-15　前列腺癌细胞骨转移

　A.肿瘤细胞成团分布，胞质量少，胞核不规则、体积偏小，染色质致密；B.肿瘤细胞染色质厚重且致密；C、D.前列腺神经内分泌癌细胞骨髓转移（骨髓穿刺，瑞-吉染色，×1000）

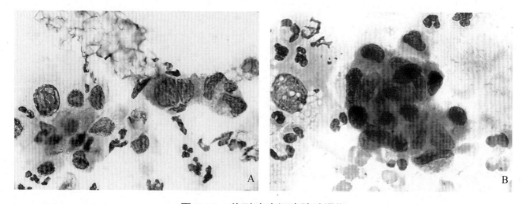

图4-16　前列腺癌细胞膀胱浸润

　A.肿瘤细胞体积偏大，胞核大，核仁明显；B.细胞成团分布，排列紊乱，胞质丰富，胞核不规则，染色质厚重且致密，核仁明显（尿液，瑞-吉染色，×1000）

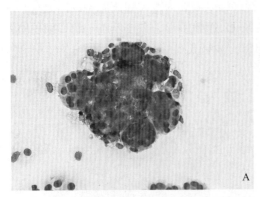
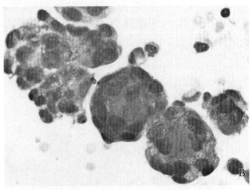

图4-17　前列腺癌细胞腹腔转移

A.肿瘤细胞成团分布，排列紊乱（腹水，瑞-吉染色，×400）；B.肿瘤细胞成团或成堆分布，排列紊乱，染色质厚重且致密，核仁明显，细胞团内可见嗜酸性物质（腹水，瑞-吉染色，×1000）

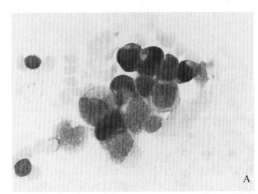
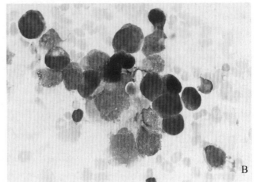

图4-18　前列腺癌细胞淋巴结转移

A.肿瘤细胞成堆分布，部分细胞边界不清（淋巴结穿刺液，瑞-吉染色，×1000）；B.肿瘤细胞体积大小不等，胞质量少，核质比高，染色质致密（淋巴结穿刺液，瑞-吉染色，×1000）

第五章

案例分析

第一节　慢性前列腺炎案例分析

一、慢性前列腺炎

▶ 病例资料

　　患者，男，30岁，诊断慢性前列腺炎数年。小腹、腰骶、会阴胀痛不适；有尿频、尿急、尿痛等泌尿系症状。临床诊断：慢性前列腺炎。

▶ 前列腺液检查

　　1.前列腺液常规检查　前列腺小体1＋/HP，白细胞16 ～ 18个/HP，前列腺颗粒细胞偶见/HP。

　　2.细胞学检查

　　（1）形态特征：有核细胞易见，以巨噬细胞为主（占47%），中性粒细胞易见（占24%），单核细胞少量（占10%），淋巴细胞少量（占5%），吞噬细胞少量（占3%），前列腺主上皮细胞偶见，可见成团细菌、淀粉样小体及胆固醇结晶。前列腺液细胞学检查见图5-1。

　　（2）细胞学提示：涂片以巨噬细胞及中性粒细胞为主，可见巨噬细胞吞噬前列腺小体，提示慢性前列腺炎，请结合临床。

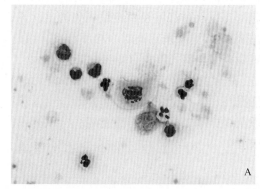
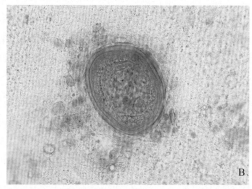

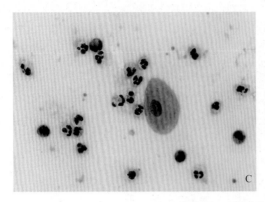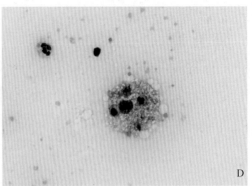

图5-1 前列腺液细胞学检查

A.巨噬细胞及中性粒细胞易见（瑞-吉染色，×1000）；B.淀粉样小体（碘染色，×1000）；C.中性粒细胞及巨噬细胞易见，前列腺主上皮细胞偶见（HE染色，×1000）；D.巨噬细胞吞噬白细胞和前列腺小体（HE染色，×1000）

▶ **案例分析**

　　患者诊断为慢性前列腺炎数年，反复发作，近期症状加重就诊。细胞学检查以巨噬细胞及中性粒细胞为主，吞噬细胞（吞噬白细胞、前列腺小体、脂肪滴）易见，前列腺小体明显减少，细胞学提示慢性前列腺炎。

　　慢性前列腺炎患者要进行正规治疗，避免引发疾病延长，迁延难治；前列腺液细胞学检查可用于鉴别慢性前列腺炎和泌尿系统感染，为临床提供有价值的诊断依据。

▶ **知识拓展**

　　慢性前列腺炎是成年男性泌尿生殖系统常见的一种疾病。多见于青壮年、中年男性，青春期极少发病。慢性非细菌性前列腺炎病因复杂，一般认为是由前列腺反复充血所致。该病例诊断为慢性前列腺炎数年，小腹、腰骶、会阴胀痛不适，有尿频、尿急、尿痛等泌尿系症状。这些症状可能与泌尿系感染相似，前列腺液细胞学检查有助于两类疾病的鉴别。

　　慢性前列腺炎的鉴别诊断如下。

　　（1）实验室检查：尿液和前列腺液的细菌学培养、涂片检查以明确是否有病原体感染。前列腺液细胞学特征：慢性前列腺炎细胞形态以巨噬细胞及中性粒细胞为主，可见到巨噬细胞吞噬前列腺小体，而这种细胞在健康人和泌尿系感染时一般不存在，因此，查到巨噬细胞吞噬前列腺小体对鉴别泌尿系感染和慢性前列腺炎有明显临床意义。

　　（2）影像学检查：腹部和盆腔超声、CT、磁共振成像（MRI）等，用于评估前列腺的形态、大小、结构及是否有脓肿形成等情况。

　　（3）组织活检：通过前列腺穿刺活检获取组织样本以排除肿瘤性疾病。

二、慢性细菌性前列腺炎伴出血

▶ **病例资料**

　　患者，男，30岁，因"尿急、尿频、有下坠感"来医院就诊。体格检查正常。辅助检查：血常规、尿常规检查未见异常；PSA：1.342ng/ml（参考值＜4.000ng/ml）。患者10个月前检查前列腺液常规：前列腺小体2＋/HP，白细胞20～25个/HP，前列腺颗粒细胞1～3个/HP，提示炎症。

▶ 前列腺液检查

1.前列腺液常规检查　患者治疗10个月后复查前列腺液常规：前列腺小体1＋/HP，白细胞35～40个/HP，前列腺颗粒细胞1～2个/HP，上皮细胞0～2个/HP。

2.细胞学检查

（1）形态特征：涂片可见大量有核细胞，以中性粒细胞为主（占67%，可见胞内细菌），巨噬细胞易见（占18%，吞噬白细胞及红细胞），单核细胞15%；红细胞少量；尿路上皮细胞（黏附细菌）和前列腺上皮细胞少量；偶见嗜酸性粒细胞、泡沫细胞、草酸钙结晶及精子，前列腺液细胞学检查见图5-2A、B。

铁染色：阴性；碱性磷酸酶（NAP）染色：阳性75%，积分160（图5-2C）；革兰染色：查见大量G^-杆菌（图5-2D）。

（2）细胞学提示：依据细胞形态分析，考虑细菌性前列腺炎伴出血倾向。草酸钙结晶易见，前列腺腺管阻塞或结石待排？

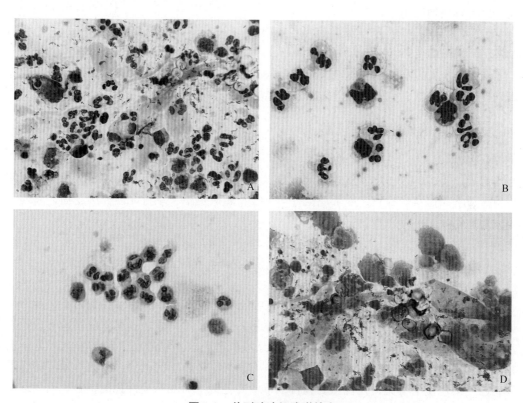

图5-2　前列腺液细胞学检查

A.以中性粒细胞为主，可见少量巨噬细胞和大量细菌及草酸钙结晶（瑞-吉染色，×1000）；B.中性粒细胞易见，巨噬细胞吞噬红细胞（瑞-吉染色，×1000）；C.中性粒细胞NAP染色阳性，胞质颗粒呈蓝色（NAP染色，×1000）；D.可见中性粒细胞、G^-杆菌及草酸钙结晶（革兰染色，偏光镜镜检，×1000）

▶ **案例分析**

患者为30岁男性，曾诊断前列腺炎，出现前列腺炎症状再次就诊，尿常规检查正常，前列腺液常规提示炎症，细胞学呈中性粒细胞反应，可见胞内细菌，巨噬细胞易见伴有吞噬红细胞现象，这类细胞多见于细菌性前列腺炎症伴有出血现象。前列腺液湿片检查可以发现白细胞，但是不能明确细胞类型，而且不易发现细菌。经瑞-吉染色后结构清晰，可以明确细胞种类，结合特殊染色可以评估炎症的严重程度，对患者的进一步治疗有意义。此外，染色后可以发现细菌，若查见细胞内菌，对细菌性前列腺炎有诊断价值，建议临床做细菌培养和药敏试验，合理使用抗生素。该患者的前列腺液中发现大量草酸钙结晶，需要考虑钙化或结石待排，前列腺腺管堵塞、前列腺液分泌受阻，是伴发前列腺炎的因素。

▶ **知识拓展**

慢性细菌性前列腺炎伴出血的细胞学特点。

（1）细胞学检查：中性粒细胞增多，巨噬细胞易见，可吞噬细菌、红细胞或白细胞，提示有病理性出血。

（2）病原学检查：革兰染色查见G^-杆菌，可进一步做前列腺液细菌培养进行细菌鉴定和药敏试验。

前列腺炎的发病机制较复杂，细胞学检查简便、快速、准确，可以为感染性前列腺疾病提供诊断依据，也可以指导临床合理选择性用药提供依据。

三、慢性前列腺炎伴钙盐沉积

▶ **病例资料**

患者，男，29岁。因"久坐后下腹部及会阴部坠胀不适3个多月"来医院就诊。体格检查正常；血常规检查、尿常规检查均正常。超声提示：双肾泥沙样沉淀物，前列腺稍大伴钙化灶。

▶ **前列腺液检查**

1.前列腺液常规检查　外观灰白色，浑浊，黏稠，呈拉丝状，沙粒感强。

2.细胞学检查

（1）形态特征：瑞-吉染色，涂片有核细胞明显增多，以中性粒细胞为主，镜下易见大量大小不等的白色圆形、类圆形折光性强的颗粒，不易着色，相差显微镜下白色折光性强的颗粒不着色，有凸起感，颗粒边缘呈灰蓝色；易见嗜酸性粒细胞，可见中性粒细胞、巨噬细胞、单核细胞、吞噬细胞、前列腺小体；甲醇刚果红染色排除淀粉样蛋白；巴氏染色镜下易见折光性强的颗粒；革兰染色镜下可见折光性强的颗粒。前列腺液细胞学检查见图5-3。

（2）细胞学提示：涂片可见大量非晶形钙盐，考虑前列腺钙化伴慢性前列腺炎，建议前列腺超声检查。

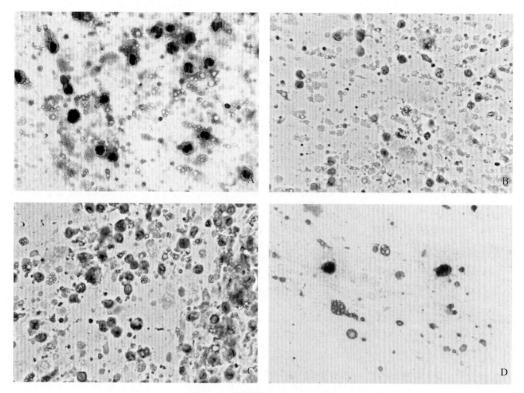

图5-3 前列腺液细胞学检查

A.非晶形钙盐颗粒数量明显增多，折光性强，不着色（瑞-吉染色，×1000）；B.非晶形钙盐颗粒不着色（甲醇刚果红染色，相差镜检，×1000）；C.钙盐颗粒大小不一，不被染色（巴氏染色，相差镜检，×1000）；D.钙盐颗粒大小不一，不着色（革兰染色，×1000）

▶ **案例分析**

　　前列腺液外观灰白色，浑浊，黏稠，拉丝状，磨砂感强，推片时伴细沙感觉，湿片镜检可见折光性强的灰白色颗粒，与前列腺小体相似，但经染色后这些颗粒不着色，折光性稍强，如白色陶瓷，有明显的凸起感，部分颗粒聚集成堆，考虑是非晶形钙盐颗粒，有条件的实验室可行偏振光显微镜检查，明确结晶类型；前列腺小体多散在分布，瑞-吉染色为紫红色或蓝紫色颗粒。结合前列腺液外观、细胞形态特征及患者病史，参考超声检查结果（双肾泥沙样沉淀物，前列腺稍大伴钙化灶）综合分析，该患者为前列腺钙盐沉积伴慢性前列腺炎。

▶ **知识拓展**

　　前列腺钙化是指前列腺腺泡内的钙盐沉积、纤维灶形成，多发于慢性前列腺炎患者。慢性前列腺炎的炎症反复刺激迁延不愈可导致前列腺内部钙化沉积，而钙化灶内部也易残存一些细菌，又可诱发前列腺炎反复发作，因此这两种疾病常可同时存在。前列腺钙化灶可通过彩超发现和评估。一般不需特殊治疗，需定期复查，观察患者前列腺钙化的病变范围及位置变化即可。如果钙化灶比较大，超声可能提示为前列腺结石。若患者有前列腺钙化，同时还伴随其他不适症状，如泌尿系统症状等，可能是合并其他病变导致，需通过其他相关检查明确诊断和治疗。

慢性前列腺炎伴钙盐沉积的鉴别诊断。

（1）细胞学检查：前列腺液外观、性状异常，如浑浊呈拉丝状，有磨砂感等；湿片显微镜可观察到凸起的灰白色折光性强的颗粒，瑞-吉染色、革兰染色、巴氏染色、HE染色均可见不着色；细胞学以巨噬细胞及中性粒细胞为主，偶可见巨噬细胞吞噬钙盐颗粒。

（2）影像学检查：B超可用于评估前列腺内钙化灶的形态、大小等情况。

四、慢性前列腺炎伴结石

▶ 病例资料

患者，男，46岁。因"尿无力，射精无力，尿等待，夜尿1次"就诊于泌尿外科门诊。尿常规检查未见异常；超声提示前列腺囊肿。

▶ 前列腺液检查

1.前列腺液常规检查　前列腺小体2＋/HP，白细胞30～35个/HP，脓细胞大量/HP，前列腺颗粒细胞少量/HP，上皮细胞偶见/HP。

2.细胞学检查

（1）形态特征：涂片经瑞-吉染色后，有核细胞数量明显增多，以中性粒细胞为主，比例明显增高（占80%），巨噬细胞易见（占14%），单核细胞、淋巴细胞及嗜酸性粒细胞偶见；淀粉样小体数量明显增多，成堆或散在分布，部分淀粉样小体体积巨大；吞噬细胞、泡沫细胞偶见；红细胞少量。前列腺液细胞学检查见图5-4A、B。

其他染色：革兰染色查见G⁺短杆菌和少量G⁺球菌（图5-4C）。碘染色：淀粉样小体呈棕黄色（图5-4D）。

（2）细胞学提示：涂片可见大量中性粒细胞及淀粉样小体，考虑慢性前列腺炎，建议结合临床情况行细菌培养及药敏试验。

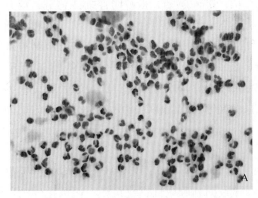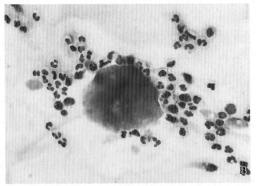

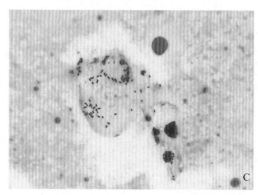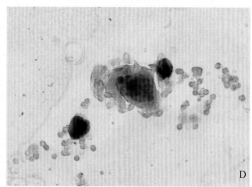

图5-4 前列腺液细胞学检查

A.中性粒细胞数量明显增多（瑞-吉染色，×400）；B.中性粒细胞易见，巨噬细胞数量增多，淀粉样小体易见（瑞-吉染色，×400）；C.查见G⁺短杆菌（革兰染色，×1000）；D.可见大量淀粉样小体（碘染色，×1000）

▶ **案例分析**

患者因"尿无力，射精无力，尿等待"等不适症状就诊。前列腺液常规提示炎症，细胞学检查发现中性粒细胞比值明显增高（占80%），巨噬细胞易见，淀粉样小体数量明显增多，体积巨大，与临床诊断符合。

五、慢性前列腺炎伴钙化

▶ **病例资料**

患者，男，48岁，因"尿频、尿急、排尿困难"入院检查。尿常规结果正常。临床初步诊断为前列腺炎。

▶ **前列腺液检查**

1.前列腺液常规检查 乳白色，稀薄，pH 6.6，前列腺小体1＋/HP，白细胞35～40个/HP。

2.细胞学检查

（1）形态特征：涂片中有核细胞数量增多，中性粒细胞占55%，巨噬细胞占45%（可见巨噬细胞吞噬白细胞）；偶见前列腺类管型；淀粉样小体数量明显增多，部分体积巨大，成堆或散在分布。前列腺液细胞学检查见图5-5。

（2）细胞学提示：中性粒细胞和巨噬细胞增多，淀粉样小体成团或成堆分布，偶见前列腺类管型，考虑慢性前列腺炎。

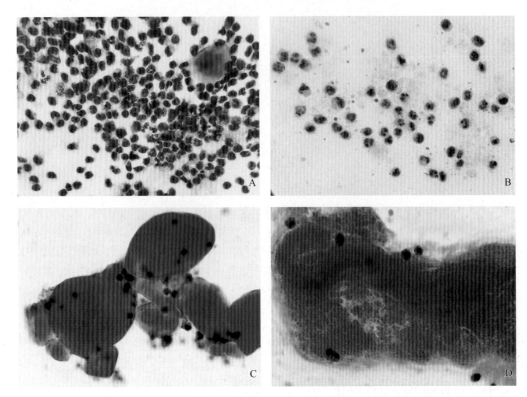

图5-5　前列腺液细胞学检查

A. 中性粒细胞及淀粉样小体大量（瑞-吉染色，×1000）；B.中性粒细胞大量（巴氏染色，×1000）；C.中性粒细胞数量明显增多伴大量淀粉样小体（HE染色，×1000）；D.前列腺类管型（HE染色，×1000）

▶ **案例分析**

　　患者因"尿无力，射精无力，尿等待"等不适症状就诊。前列腺液涂片白细胞明显增多，中性粒细胞和巨噬细胞比值均增高，而且可见巨噬细胞吞噬白细胞现象，依据细胞形态分析，考虑慢性前列腺炎。该病例最大的特点就是淀粉样小体数量明显增多，部分体积巨大，成团或成堆分布，所以建议临床医生进一步行前列腺超声检查。

　　该患者最终诊断为慢性前列腺炎，超声提示前列腺局部有钙化灶。

▶ **知识拓展**

　　前列腺结石是发生在前列腺腺泡内和腺管内的结石，与慢性前列腺炎、前列腺内尿液反流、前列腺液潴留、前列腺腺管狭窄、代谢紊乱等因素有关。淀粉样小体包裹脂肪、前列腺小体、胆固醇结晶和无机盐（如草酸钙、磷酸钙、磷酸铵镁）等物质，在前列腺上皮细胞和炎症渗出物中沉积形成结石。患者可表现有慢性前列腺炎的各类炎症。前列腺结石的诊断可从以下几方面考虑。

　　（1）病史收集：前列腺结石多见于50岁以上男性，感染是结石形成的诱因。前列腺结石的形成也可继发于放疗、经尿道前列腺手术和放置前列腺支架等情况。

　　（2）临床症状：前列腺结石通常没有症状。出现症状时一般是继发于其他基础疾病，如前列腺炎或良性前列腺增生。可表现为终末血尿，伴有血精或射精时会阴部不适。

（3）实验室检查：前列腺液常规和细胞学检查发现体积大小不等的淀粉样小体或巨噬细胞吞噬淀粉样小体，提示前列腺结石可能。

（4）影像学检查：在进行前列腺影像学或B超检查时可被偶然发现。超声时前列腺结石呈现高回声，伴声影。

第二节　感染性前列腺炎案例分析

一、细菌性前列腺炎

▶ 病例资料

患者，男，24岁。因"尿频、尿急、尿痛1周"就诊于泌尿外科门诊。初步诊断：慢性前列腺炎、泌尿系统感染。

▶ 前列腺液检查

1.前列腺液常规检查　外观呈乳白色，浑浊，黏稠。常规湿片检查：前列腺小体2＋/HP，白细胞30～40个/HP。

2.细胞学检查

（1）形态特征：涂片可见大量有核细胞，以中性粒细胞为主，比例明显增高（占78%），巨噬细胞易见（占18%），淋巴细胞及单核细胞少量，未见其他细胞。可见中性粒细胞吞噬细菌（图5-6A）；革兰染色查见G⁻杆菌（图5-6B）。

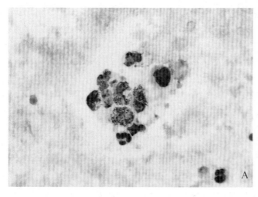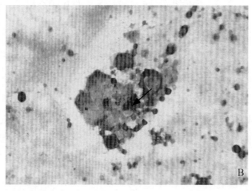

图5-6　前列腺液细胞学检查

A.中性粒细胞吞噬细菌（瑞-吉染色，×1000）；B.中性粒细胞吞噬G⁻杆菌（革兰染色，×1000）

（2）细胞学提示：中性粒细胞明显增高，可见胞内菌，提示细菌性前列腺炎Ⅱ型，建议行细菌培养及药敏试验。

▶ 案例分析

患者出现尿急、尿频、尿痛等症状，临床初步诊断慢性前列腺炎、泌尿系统感染。前列腺液常规提示炎症，细胞学涂片中可见大量有核细胞，中性粒细胞比值明显增高，可见胞内细菌，革兰染色查到胞内G⁻杆菌，提示细菌性前列腺炎Ⅱ型。

目前，在治疗前列腺炎的临床实践中，最常用的一线药物是抗生素，抗生素治疗大多为经验性治疗，然后根据疗效反馈决定是否继续抗生素治疗。通过细胞学检查观察细胞数量及比例发生变化，发现细菌或胞内菌，经革兰染色，对诊断细菌性前列腺炎有重要价值。

▶ 知识拓展

细菌性前列腺炎诊断的主要目的是明确前列腺内有无细菌感染，细胞学检查可以简便、快捷、正确、有效地提供细菌性前列腺感染的病原学依据。

1.细菌性前列腺炎诊断需综合分析

（1）实验室检查：前列腺液细胞学可快速、准确地检出胞内和胞外细菌，伴有大量中性粒细胞和巨噬细胞增多，对细菌性前列腺炎有重要的诊断价值；尿液和前列腺液的细菌培养鉴定和药敏试验可为临床的进一步治疗提供依据。

（2）其他检查：核酸检测、高通量测序及质谱分析也可用于前列腺疑难疾病的诊断。

2.目前临床对细菌性前列腺炎的治疗主要采用以下几种方案

（1）抗生素治疗：结合细菌培养及药敏试验，按疗程通过口服或输注抗生素进行治疗。

（2）消炎镇痛治疗：可使用消炎镇痛药物缓解疼痛和炎症。

（3）热敷：会缓解疼痛和炎症。

（4）外科治疗：对于治疗无效、合并前列腺脓肿或尿潴留者可以选择外科手术治疗。

二、细菌性前列腺炎（阴沟肠杆菌感染）

▶ 病例资料

患者，男，52岁，因"排尿胀痛，灼热1周"就诊于泌尿外科门诊。前列腺直肠指诊：前列腺肿胀，压痛明显，中央沟不明显，质地软，腺体光滑。尿常规检查：白细胞1＋；血常规检查：白细胞$18.1×10^9$/L，中性粒细胞比例89.2%。超声提示：前列腺回声欠均匀。

▶ 前列腺液检查

1.前列腺液常规检查　外观呈乳白色，浑浊，黏稠，呈团块状。前列腺小体少许，白细胞40～45个/HP。

2.细胞学检查

（1）形态特征：涂片可见大量有核细胞，以中性粒细胞为主（占90%），巨噬细胞易见（占10%），吞噬前列腺小体和白细胞；黏液丝易见。碱性磷酸酶染色阳性95%，积分242。革兰染色查见G^-杆菌。前列腺液细胞学检查见图5-7。

（2）细胞学提示：中性粒细胞明显增高，可见胞内细菌，巨噬细胞易见，提示细菌性前列腺炎，建议微生物培养，鉴定致病菌。

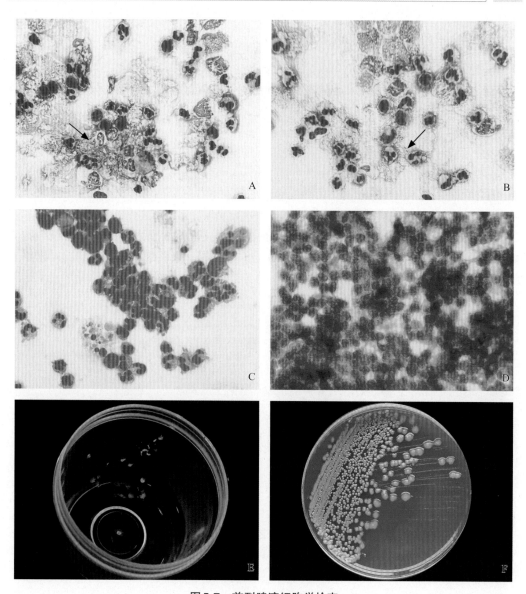

图5-7　前列腺液细胞学检查

A、B.巨噬细胞及中性粒细胞增多，箭头所指为细菌（瑞-吉染色，×1000）；C.巨噬细胞易见（革兰染色，×1000）；D.中性粒细胞颗粒呈蓝色强阳性（NAP染色，×1000）；E.前列腺液呈小团块状；F.培养有大量细菌

▶ 案例分析

　　患者因排尿胀痛、灼热1周就诊于泌尿外科门诊，该患者1年前就确诊慢性前列腺炎，本次检查前列腺液常规，外观黏稠，呈团块状。前列腺液细胞学可见大量有核细胞，中性粒细胞明显增高，可见胞内菌，碱性磷酸酶染色积分明显增高，革兰染色查到胞内G⁻杆菌，提示细菌性前列腺炎Ⅱ型。为进一步明确致病菌，做细菌培养，鉴定为阴沟肠杆菌。

三、泌尿系统淋病奈瑟球菌感染

▶ **病例资料**

　　患者，男，26岁。因"尿道有灼痛和刺痛感，尿道口有脓性分泌物"就诊于生殖科门诊。患者曾有不洁性生活史1次，7天后发病，第9天症状加重，送检尿道分泌物常规、细胞学及微生物培养，细胞学提示急性化脓性感染（图5-8），微生物培养鉴定为淋病奈瑟球菌，经治疗病情好转。2个月后患者出现尿痛，尿道灼烧感，刺痛感比首次发病症状稍轻，再次入院检查。

▶ **细胞学检查**

　　1.尿道分泌物细胞学检查

　　（1）形态特征：分泌物呈微黄色，浑浊、黏稠。有核细胞增多，以中性粒细胞为主，比值明显增高（占87%），巨噬细胞易见（占6%），单核细胞偶见（1%），尿路上皮细胞少量；可见胞内菌（图5-8A）。

　　革兰染色：查见G⁻双球菌（图5-8B）。

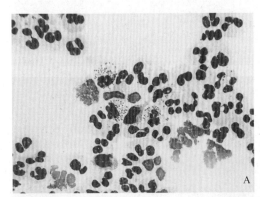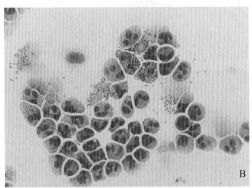

图5-8　尿道分泌物细胞学检查

　　A.中性粒细胞数量明显增多，可见胞内细菌（瑞-吉染色，×1000）；B.中性粒细胞吞噬G⁻双球菌（革兰染色，×1000）

　　（2）细胞学提示：中性粒细胞比例及数量明显增加，可见胞内菌，提示细菌性前列腺炎，建议微生物培养鉴定致病菌。追踪细菌培养：鉴定为淋病奈瑟球菌。

　　2.前列腺液细胞学检查

　　（1）形态特征：前列腺液外观呈微黄，浑浊且黏稠。前列腺液常规检查：白细胞25～30个/HP，前列腺小体2＋/HP。细胞学检查：有核细胞明显增多，以中性粒细胞为主（占86%），淋巴细胞（占4%）、单核细胞（占2%）、嗜酸性粒细胞（占2%）少量；偶见胞内细菌，可见凋亡细胞和鳞状上皮细胞黏附菌，前列腺液细胞学检查见图5-9。

　　（2）细胞学提示：有核细胞明显增多，以中性粒细胞为主，偶见胞内菌，提示细菌性前列腺炎Ⅱ型。

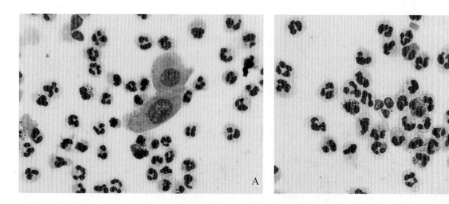

图5-9 前列腺液细胞学检查

A.有核细胞增多，以中性粒细胞为主，上皮细胞少量（瑞-吉染色，×1000）；B.可见胞内菌，嗜酸性粒细胞少量（瑞-吉染色，×1000）

▶ **案例分析**

患者有不洁性生活史，首次入院检查前因尿道有灼痛和刺痛感，流脓性分泌物就诊。尿道分泌物细胞学涂片中可见大量中性粒细胞，胞质吞噬细菌，疑似双球菌；革兰染色查见G⁻双球菌，细菌培养鉴定为淋病奈瑟球菌，诊断明确。但患者仅按医嘱服药3天，感觉症状好转，擅自停药导致在急性期治疗不规范、不彻底而引起疾病复发，后经治疗症状基本消失。2个月后复查前列腺液细胞学，细胞数量明显增多，以中性粒细胞为主，可见胞内菌，提示细菌性前列腺炎，经微生物培养鉴定，确诊为淋病奈瑟球菌感染。该患者经治疗，效果明显。

▶ **知识拓展**

淋病由淋病奈瑟球菌感染引起，潜伏期为3～14天。男性通常表现为尿道炎、附睾炎、直肠炎和前列腺炎。淋病的诊断包括以下几方面。

（1）病史收集：了解患者的性行为史和既往史。

（2）临床症状：表现为下尿路症状及黏液脓性尿道分泌物。尿道内灼热感、尿频、尿急、尿痛等症状。

（3）实验室检查：推荐治疗前按摩前列腺，送检前列腺液做细胞学检查或细菌培养；取男性尿道内拭子标本进行细菌培养或核酸检测。

（4）影像学检查：如有必要，可进行超声、CT、MRI等影像学检查，了解泌尿系统和前列腺的结构及病变情况。

四、滴虫性前列腺炎

▶ **病例资料**

患者，男，32岁，已婚，因不育来医院就诊，其他检查不详。

▶ **前列腺液检查**

1.前列腺液常规检查 前列腺液呈微黄色，浑浊、黏稠；前列腺小体1＋/HP，白细胞15～20个/HP，发现滴虫。

2.细胞学检查

（1）形态特征：涂片显示有核细胞增多，以中性粒细胞为主（占60%），单核细胞少量（占5%），前列腺主上皮细胞易见（占31%）；初级精母细胞偶见，精子少量；查见阴道毛滴虫（图5-10）。

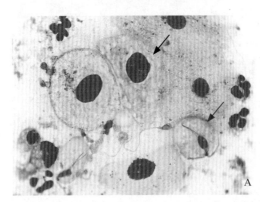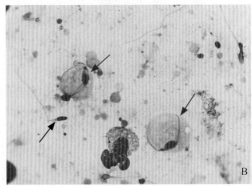

图5-10　前列腺液细胞学检查

A.前列腺主上皮细胞（黑箭所指）易见，查见阴道毛滴虫（红箭所指）（瑞-吉染色，×1000）；B.阴道毛滴虫（红箭所指），精子（黑箭所指）（瑞-吉染色，×1000）

（2）细胞学提示：查见滴虫，提示滴虫感染。

▶ **案例分析**

前列腺液湿片镜检发现滴虫，经瑞-吉染色后，滴虫结构清晰，可见细胞核、前鞭毛、后鞭毛等结构。阴道毛滴虫可通过性传播，引起男性尿道炎、前列腺炎，也可侵入睾丸、附睾及包皮下组织。滴虫性前列腺炎感染治疗期应避免性生活，注意个人内衣裤和床上用品的彻底消毒。该患者配偶检查阴道分泌物，也查到阴道毛滴虫。

▶ **知识拓展**

男性前列腺液中检出滴虫即提示滴虫性前列腺炎。滴虫性前列腺炎的症状与细菌性前列腺炎相似，主要表现为排尿疼痛、直肠坠胀感等，急性发病时，伴有尿频、尿急、尿痛等尿路刺激症状，严重者可出现发热。该病少见，且滴虫检出率较低，易被误诊为细菌性前列腺炎，但一般采用常规抗生素治疗无效。如果患者配偶患有滴虫性阴道炎，需考虑男性患者可能存在滴虫性感染的可能。

滴虫性前列腺炎的诊断需综合以下方面分析。

（1）病史收集：了解患者的性行为史和既往史，甚至需了解患者配偶是否有滴虫性阴道炎病史。

（2）临床症状：男性患者无特异性症状，可表现为短暂性排尿困难、尿急和伴有尿道分泌物的症状。

（3）实验室检查：推荐前列腺液常规和细胞学检查，可见运动的滴虫，经瑞-吉染色滴虫虫体结构清晰。前列腺液检出的滴虫也可能来源于尿道。

（4）影像学检查：如有必要，可进行超声、CT、MRI等影像学检查，了解泌尿系统和前列腺的结构及病变情况。

五、前列腺解脲脲原体感染

▶ **病例资料**

　　患者，男，49岁。因"尿频、尿急、尿痛、排尿不畅、尿线分叉"就诊于泌尿外科门诊。门诊以前列腺炎、前列腺增生的诊断进行经验性用药（前列倍喜、盐酸坦索罗辛缓释胶囊），服用1周后，因患者症状无缓解再次就诊。

　　辅助检查：血常规、尿常规检查正常；HIV抗体阴性，TP阴性；解脲支原体核酸定性阳性，沙眼衣原体核酸定性阴性，淋球菌核酸定性阴性；前列腺液、尿液、阴道分泌物培养，淋球菌培养阴性，支原体培养阳性，鉴定为解脲脲原体。

▶ **前列腺液检查**

　　1.前列腺液常规查　前列腺小体3＋/HP，白细胞15～20个/HP，脓细胞少量/HP，上皮细胞3＋/HP。

　　2.细胞学检查

　　（1）形态特征：有核细胞易见，以中性粒细胞为主（占63%），可见胞内菌，巨噬细胞易见（占18%），泡沫细胞少量（占8%），前列腺主上皮细胞及基上皮细胞少量（占6%），淋巴细胞及单核细胞偶见，巨噬细胞内可见吞噬的白细胞、前列腺小体、脂肪滴等；淀粉样小体、前列腺颗粒细胞少量。前列腺液细胞学检查见图5-11。

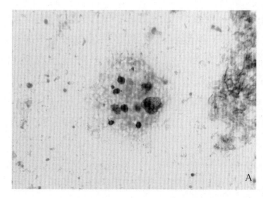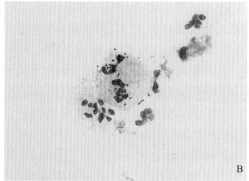

图5-11　前列腺液细胞学检查

A.巨噬细胞吞噬前列腺小体（瑞-吉染色，×1000）；B.中性粒细胞吞噬球菌（瑞-吉染色，×1000）

　　（2）细胞学提示：涂片中性粒细胞及巨噬细胞增高，提示慢性前列腺炎，建议细菌培养，鉴定致病菌。

▶ **案例分析**

　　患者连续几个月出现尿频、尿不尽、尿分叉及尿道口发红等症状，曾多次就诊，但治疗效果欠佳。本次就诊中，细胞学检查发现中性粒细胞比值增高，可见噬菌现象，巨噬细胞易见，提示细菌前列腺炎，并建议临床进行微生物培养，鉴定致病菌。由于患者病史较长，经多次药物治疗症状未见好转，白细胞反复增高，但淋球菌培养阴性，而支原体培养阳性，解脲支原体核酸定性阳性，最终诊断为非淋球菌性尿道炎伴慢性前列腺炎。

▶ 知识拓展

　　解脲脲原体（ureaplasma urealyticum，Uu）是1954年由Shepard首先从非淋球菌尿道炎患者的尿道分泌物中分离获得的，在分类学上属于人支原体科脲原体属。Uu是人类泌尿生殖道最常见的寄生菌之一，在特定的环境下可致病，常引起非淋球菌性尿道炎。Uu多寄生于男性尿道、阴茎包皮，可引起男性前列腺炎、附睾炎或不育；淋病患者的Uu检出率比非淋球菌性尿道炎高2倍，可能是由于淋病奈瑟球菌感染损伤泌尿生殖道黏膜而更利于Uu的黏附，这也是淋病治疗后有些患者仍有临床症状的原因。

　　前列腺解脲脲原体的感染可通过多种实验室检查来明确。

　　（1）病原体培养：用无菌容器收集前列腺液，接种至培养基进行培养，Uu水解尿素产生氨，根据菌落形态和生化反应可做出初步鉴定，还可进行药敏试验。

　　（2）分子生物学检测：以部分脲酶基因的核苷酸片段为模板，设计特异性引物进行PCR扩增。该方法敏感性高、可快速鉴定，是临床快速诊断的重要实验手段。

　　（3）血清学检测：意义不大，因为可能人群中有其他支原体感染，有些人体内有低效价抗体。

六、结核性前列腺炎

▶ 病例资料

　　患者，男，40岁。因"排尿困难、尿痛1周"就诊。超声提示：前列腺体积增大，双肾及膀胱无异常。门诊以泌尿系感染、前列腺炎、前列腺增生的诊断进行经验性用药（氧氟沙星、先锋霉素），输液1周后，患者症状无缓解，再次就诊，送检前列腺液常规、前列腺液细胞学检查、微生物培养及抗酸染色。

▶ 前列腺液检查

　　1.前列腺液常规检查　外观乳白色，浑浊、黏稠。前列腺小体1＋/HP，白细胞20～25个/HP。

　　2.细胞学检查

　　（1）形态特征：涂片显示有核细胞增多，以中性粒细胞为主，淋巴细胞易见，反应性淋巴细胞及巨噬细胞少量。抗酸染色：查见抗酸染色阳性杆菌（图5-12A）；抗酸荧光染色：抗酸杆菌呈黄绿色（图5-12B）

　　（2）细胞学提示：抗酸染色查到抗酸染色阳性杆菌，考虑结核性前列腺炎，请结合临床情况判断。

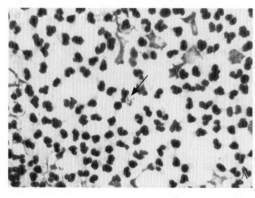

图5-12　前列腺液检查

A.抗酸杆菌呈红色（抗酸染色，×1000）；B.抗酸杆菌荧光染色呈黄绿色（荧光染色，×1000）

▶ **案例分析**

　　患者出现排尿困难、尿痛等症状，结合超声检查，这种情况临床医师大多考虑前列腺炎、前列腺增生，但在经验用药后，症状无缓解，治疗效果不佳。再次就诊，送检细胞学检查、细菌培养，细胞学检查中性粒细胞数量及比例明显增高，且抗酸染色查到抗酸染色阳性杆菌，对疾病的明确诊断有较大的临床意义。该患者最终诊断为前列腺结核，经抗结核（四联药物）治疗1个月后症状明显减轻，3个月后复查，未查见抗酸染色阳性杆菌，持续性抗结核（7个月后用两联药物）治疗1年，疾病痊愈。

▶ **知识拓展**

　　前列腺结核是一种比较少见的疾病，通常由结核分枝杆菌引起，可由其他部位结核（如肾脏、输尿管）向前列腺蔓延，或者经血流感染而导致。前列腺结核的症状可能有排尿困难、尿频、尿急、尿痛、血尿、会阴疼痛等。这些症状可能与前列腺炎或前列腺增生相似，所以要仔细鉴别。

　　前列腺结核的诊断需要综合分析如下。

　　（1）病史：了解患者的病史，特别是与结核相关的病史（如结核接触史、结核病治疗史）。

　　（2）实验室检查：尿液与前列腺液的细菌学和结核分枝杆菌培养、涂片检查及GeneXpert分子生物学检查；前列腺液细胞学对前列腺结核有辅助诊断价值；血常规检查白细胞计数增高，C反应蛋白、腺苷脱氨酶升高，结核T-SPOT阳性，红细胞沉降率可升高。

　　（3）影像学检查：腹部和盆腔超声、CT、MRI等，可用于评估前列腺的形态、大小、结构及是否有脓肿形成等情况。

　　（4）组织活检：通过前列腺穿刺活检获取组织样本，进行病理学检查以确诊结核性病变。

　　（5）其他检查：核酸检测、高通量测序及质谱分析也可用于前列腺疑难疾病的诊断。

七、前列腺淋病奈瑟球菌感染

▶ **病例资料**

患者，男，25岁，主因"尿频、尿痛3日"就诊于泌尿外科门诊。体格检查前列腺肿大，压痛，中央沟不明显，表面光滑。

▶ **辅助检查**

1.尿常规检查　尿干化学分析：白细胞2＋，隐血1＋。

2.尿有形成分分析　白细胞56.7个/μl，红细胞24.6个/μl，其他正常。

▶ **前列腺液检查**

1.前列腺液常规检查　外观微黄色（图5-13A）。前列腺小体数量明显减少，白细胞35～40个/HP，前列腺颗粒细胞偶见/HP。

2.细胞学检查

（1）形态特征：涂片有核细胞明显增高，以中性粒细胞增多为主，退化中性粒细胞和巨噬细胞少量，可见中性粒细胞胞质内吞噬双球菌，细胞学检查见图5-13B。革兰染色：查见G⁻双球菌（图5-13C）。微生物培养符合淋病奈瑟球菌的菌落特征（图5-13D）。

（2）细胞学提示：细菌性前列腺炎；结合微生物培养，符合淋病奈瑟球菌感染。

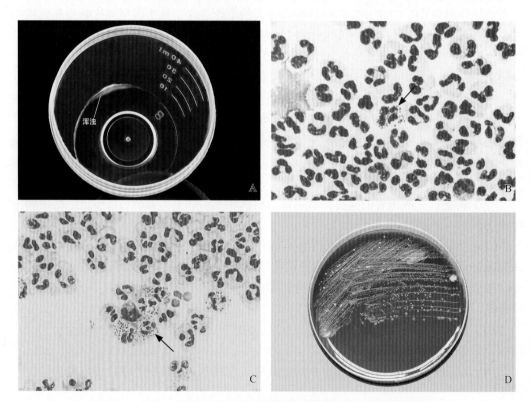

图5-13　前列腺液细胞学检查

A.前列腺液乳白色、浑浊；B.中性粒细胞明显增多，可见胞内菌（箭头所指）（瑞-吉染色，×1000）；C.可见大量胞内菌（箭头所指）（革兰染色，×1000）；D.细菌培养后菌落

▶ 案例分析

患者出现尿频、尿急、尿痛等尿道刺激症状，查体前列腺肿大，前列腺液常规检查发现前列腺小体明显减少，白细胞数量明显增多，前列腺液细胞学可见大量中性粒细胞，查见胞内细菌，提示细菌性前列腺炎；革兰染色查见 G⁻ 双球菌，尿液及前列腺液细菌培养均查见淋病奈瑟球菌。因该患者未经积极有效的治疗，使淋病奈瑟球菌继续侵入前列腺而导致淋病奈瑟球菌前列腺炎感染。

▶ 知识拓展

泌尿系统淋病奈瑟球菌感染是最常见的性传播疾病之一，急性淋病奈瑟球菌前列腺感染可使前列腺肿大或形成脓肿。慢性淋病奈瑟球菌尿道炎往往并发淋病奈瑟球菌前列腺炎。开展前列腺液细胞学检查可为急慢性淋病奈瑟球菌前列腺炎患者提供快速、准确的诊断依据。

前列腺淋病奈瑟球菌感染诊断思路如下。

（1）病史收集：了解患者的性行为史、既往病史、泌尿系统感染史等，以便判断可能的感染途径。

（2）临床症状：泌尿系统淋病奈瑟球菌感染可引起尿道炎、膀胱炎、肾盂肾炎等，临床表现为尿频、尿急、尿痛、下腹或会阴部疼痛等症状，结合临床症状和病史可初步判断患者的感染情况。

（3）实验室检查：通过细胞学检查可快速筛查细菌，细菌培养和PCR等方法可以明确诊断。血常规、PSA、尿常规细胞学等检查有助于了解感染程度或排除其他疾病。

（4）影像学检查：如有必要，可以进行超声、CT、MRI等影像学检查，了解泌尿系统和前列腺的结构和病变情况。

八、慢性细菌性前列腺炎（Ⅱ型）

▶ 病例资料

患者，男，23岁。因"尿急、尿频"就诊。尿常规检查：正常。

▶ 前列腺液检查

1.前列腺液常规检查 外观灰白色，前列腺小体少量/HP，白细胞30 ～ 35个/HP，颗粒细胞3 ～ 6个/HP。

2.细胞学检查

（1）形态特征：涂片显示有核细胞明显增高，中性粒细胞占77%，巨噬细胞占20%，吞噬细胞占3%（可见吞噬细菌、白细胞、前列腺小体），泡沫细胞易见，嗜酸性粒细胞、反应性淋巴细胞、凋亡细胞偶见。前列腺液细胞学检查见图5-14A、B。NAP染色：阳性率80%；阳性积分150分（图5-14C）。革兰染色：查见 G⁻ 杆菌（图5-14D）。

（2）细胞学提示：细胞学考虑细菌性前列腺炎，请进一步明确。

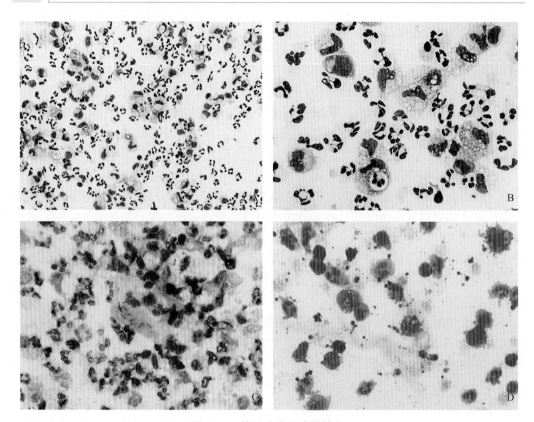

图5-14　前列腺液细胞学检查

A.中性粒细胞及巨噬细胞明显增多（瑞-吉染色，×100）；B.可见吞噬细胞（瑞-吉染色，×1000）；C.NAP染色阳性（NAP染色，×1000）；D.可见G⁻杆菌（革兰染色，×1000）

▶ **案例分析**

　　患者因"尿急、尿频"就诊。细胞学涂片有核细胞增高，以中性粒细胞为主，巨噬细胞、吞噬细胞（吞噬细菌、白细胞、前列腺小体）和泡沫细胞易见；NAP阳性积分高；革兰染色查见G⁻杆菌。前列腺液细胞学检查可以鉴别细菌性前列腺炎和非细菌性前列腺炎，为进一步明确诊断提出合理化建议或提示。

▶ **知识拓展**

　　细菌性前列腺炎（Ⅱ型）的诊断注意事项。

　　（1）病史收集：详细询问病史、全面体格检查（包括直肠指诊），直肠指诊对前列腺炎的诊断非常重要，有助于鉴别会阴、直肠、神经病变或前列腺其他疾病。

　　（2）病因和发病机制：前列腺内尿液反流、生物膜、前列腺结石等可能是病原体持续存在和感染复发的重要原因。

　　（3）实验室检查：前列腺液常规和细胞学检查；t-PSA和f-PSA检查、精液检查、尿常规分析、尿细胞学检查及细菌培养等均有助于细菌性前列腺炎的诊断。

　　（4）B超检查：经直肠B超对于鉴别前列腺、精囊和射精管病变，以及诊断和引流前列腺脓肿有价值。

　　（5）影像学检查：CT和MRI对除外泌尿系统其他器质性病变，鉴别精囊、射精管等盆腔器官病变有潜在应用价值，但对于前列腺炎的诊断价值仍不清楚。

九、慢性前列腺炎（ⅢA型）

▶ 病例资料

患者，男，35岁，主因"尿道异物感、小便不畅、尿线变细、尿道灼热痛"就诊于泌尿外科门诊。超声检查：右肾囊肿，前列腺钙化灶。尿常规检查：白细胞、红细胞稍偏高。临床初步诊断为尿道炎，给予抗生素（头孢地尼、左氧氟沙星、宁泌泰）治疗3天，尿道灼热痛症状好转。此次因尿道痒再次就诊，送检前列腺液常规、细胞学检查、支原体和衣原体培养。

▶ 前列腺液检查

1. 前列腺液常规检查　外观乳白色，微浑浊。前列腺小体1＋/HP，白细胞40～45个/HP（图5-15A）。

2. 细胞学检查

（1）形态特征：涂片显示有核细胞增多，以中性粒细胞为主，巨噬细胞易见，淋巴细胞、单核细胞、前列腺主上皮细胞少量，嗜酸性粒细胞、反应性淋巴细胞、吞噬细胞（吞噬白细胞）偶见，细胞学检查见图5-15B。尿液分析：隐血1＋，其他正常；革兰染色：未查到细菌；支原体、衣原体培养：阴性。

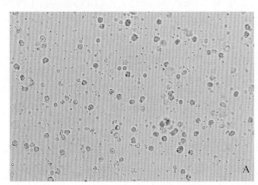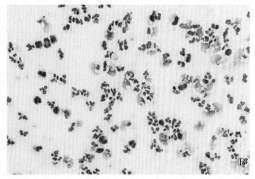

图5-15　前列腺液检查

A.白细胞增多，前列腺小体数量减少（未染色，×400）；B.中性粒细胞增多，巨噬细胞易见（瑞-吉染色，×400）

（2）细胞学提示：依据细胞形态分析，考虑慢性前列腺炎，请结合其他检查综合分析。

▶ 案例分析

患者出现尿路感染和前列腺炎的临床表现。体检直肠指诊发现前列腺肿大，压痛明显，中央沟不明显。超声检查提示：右肾囊肿，前列腺钙化灶。临床考虑尿路感染并给予抗生素（头孢地尼、左氧氟沙星、宁泌泰）治疗3天，尿道灼热痛症状好转，此次因尿道痒再次就诊。细胞学检查提示前列腺炎，结合患者症状及其他检查，考虑慢性前列腺炎（ⅢA型）。

▶ 知识拓展

慢性前列腺炎（ⅢA型），发病机制未明，病因学十分复杂，诊断需要多学科的综合分析。

（1）病因和发病机制：多数学者认为，其主要病因可能是以下因素共同作用的结果：①病原体感染；②排尿功能障碍；③精神心理因素；④神经内分泌因素；⑤免疫反应异常；⑥氧化应激学说；⑦盆腔相关疾病因素；⑧下尿路上皮功能障碍。慢性前列腺炎（ⅢA型）应与引起盆腔疼痛和排尿异常的其他疾病相鉴别。

（2）实验室检查：推荐前列腺液细胞形态学检查，用尿道分泌物等标本进行涂片染色、细菌培养和PCR等方法明确诊断。通过"两杯法"进行病原体定位试验。为明确诊断，需对类似症状的疾病进行鉴别。

（3）影像学检查：如有必要，可以进行超声、CT、MRI等影像学检查，了解泌尿系统和前列腺的结构及病变情况。

（4）药物治疗：慢性前列腺炎（ⅢA型）的抗生素治疗大多为经验性用药。推荐先口服氟喹诺酮等抗生素2～4周，后根据疗效反馈决定是否继续抗生素治疗。只在患者的临床症状确有减轻时，才建议继续应用抗生素。推荐总疗程为4～6周。非甾体抗炎药是治疗Ⅲ型前列腺炎的常用药，主要作用是缓解疼痛和不适。

十、慢性前列腺炎复发

▶ 病例资料

患者，男，47岁，主因"尿急、尿频、尿分叉"到医院就诊，初步诊断为前列腺炎，给予抗生素（盐酸坦洛新、盐酸米诺环素、头孢克肟）治疗。半个月后症状未缓解，再次就诊，送检前列腺液常规和细胞学。

▶ 前列腺液检查

1.前列腺液常规检查　外观乳白色，稀薄，前列腺小体2＋/HP，白细胞35～40个/HP，前列腺颗粒细胞0～1个/HP，淀粉样小体易见。

2.细胞学检查

（1）形态特征：涂片有核细胞明显增高，以中性粒细胞为主（占68%），巨噬细胞（占30%，巨噬细胞吞噬前列腺小体、白细胞和脂肪滴）易见；淋巴细胞、嗜酸性粒细胞少量，淀粉样小体、黏液丝易见。前列腺液细胞学检查见图5-16。

（2）细胞学提示：依据细胞形态分析，考虑慢性前列腺炎。

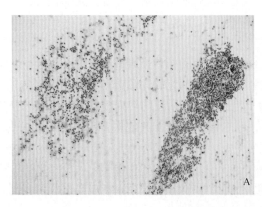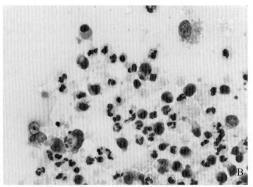

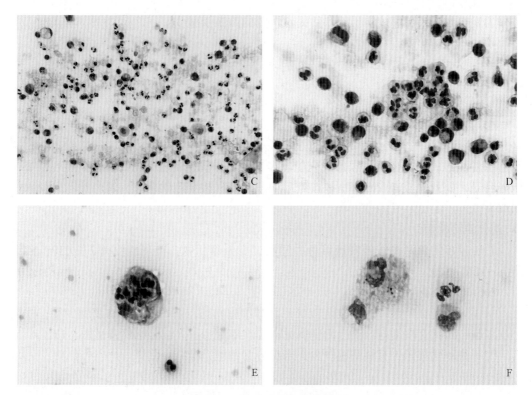

图5-16 前列腺液细胞学检查

A.白细胞大量，前列腺小体数量减少（瑞-吉染色，×100）；B.中性粒细胞、巨噬细胞大量，嗜酸性粒细胞偶见（瑞-吉染色，×1000）；C.细胞数量明显增多（HE染色，×200）；D.中性粒细胞和巨噬细胞增多（HE染色，×1000）；E.巨噬细胞吞噬中性粒细胞（HE染色，×1000）；F.巨噬细胞吞噬前列腺小体及白细胞（HE染色，×1000）

▶ **案例分析**

患者有前列腺炎病史，反复发作，入院直肠指诊发现前列腺肿大，压痛，中央沟不明显，表面欠光滑，诊断慢性前列腺炎，经抗生素治疗，效果欠佳。再次就诊查前列腺液常规＋细胞学。细胞学检查有核细胞明显增高，以中性粒细胞和巨噬细胞为主，而且巨噬细胞吞噬前列腺小体、白细胞和脂肪等多种物质。革兰染色查到少量细菌。细胞学明显异常，综合分析，考虑慢性前列腺炎复发。

▶ **知识拓展**

（1）慢性前列腺炎是成年男性的常见病，前列腺炎患者占泌尿外科门诊患者的8%～25%。研究表明，职业、环境、辛辣食物、饮酒、久坐、憋尿、性生活习惯及精神因素为慢性前列腺炎发病的主要因素。其发病机制复杂多样，治疗方案繁杂，且疗效不确定。

（2）实验室检查：通过前列腺液细胞形态学检查，积极寻找病因，有助于分析前列腺炎感染的病原菌种类和感染程度及排除其他疾病，如急慢性前列腺炎、真菌性前列腺炎、非细菌性前列腺炎；性传播疾病，如淋菌性前列腺炎；寄生虫感染，如滴虫性前列腺炎；前列腺结石、前列腺囊肿、阻塞性前列腺炎、前列腺肿瘤等疾病的鉴别诊断，并可以为观察临床用药疗效和预后评估提供重要的诊断依据。

第三节　其他前列腺疾病案例分析

一、前列腺增生

▶ 病例资料

　　患者，男，55岁。因"尿急，夜尿增多半年余，偶见滴白现象"就诊。前列腺按摩压痛明显，前列腺液未取出，留取按摩后前段尿液送检细胞学检查。超声提示前列腺体积增大。

▶ 前列腺液检查

　　1.按摩后前段尿液　外观淡黄色，透明，少量絮状物。前列腺小体2＋/HP，白细胞2～4个/HP。

　　2.细胞学检查

　　（1）形态特征：涂片有核细胞较少，巨噬细胞易见，前列腺主上皮细胞少量；尿路上皮细胞、鳞状上皮细胞、淋巴细胞偶见；凋亡细胞少量。细胞学检查见图5-17。

　　（2）细胞学提示：有核细胞较少，未见异常细胞，请结合临床。

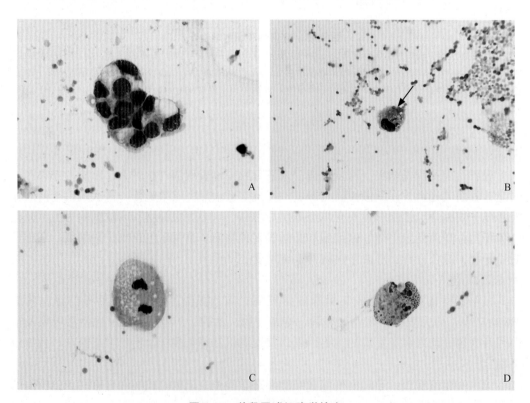

图5-17　前段尿液细胞学检查

　　A.上皮细胞，成团分布，胞核大小基本一致（瑞-吉染色，×1000）；B.前列腺主上皮细胞，背景可见大量前列腺小体（瑞-吉染色，×1000）；C、D.凋亡细胞（瑞-吉染色，×1000）

▶ **案例分析**

患者半年来出现尿急、夜尿增多症状，并在排尿后有白色分泌物滴出。前列腺按摩时患者明显感到压痛，但未能采集到前列腺液。因此，采用按摩后的前段尿液进行细胞学检查。由于细胞学检查涉及按摩后前段尿液，可能混入尿液细胞成分，细胞学查到巨噬细胞吞噬前列腺小体，结合其他检查，临床初步诊断前列腺增生，慢性前列腺炎待排。本次检查结果仅供临床参考，建议患者定期复查以监测病情。

▶ **知识拓展**

前列腺增生是一种常见的男性疾病，需注意以下内容。

1.定期体检　年龄在40岁以上的男性建议每年进行前列腺检查，做到前列腺相关疾病的早发现、早治疗。

2.注意饮食　少吃辛辣、油腻、刺激性食物，多吃富含维生素E和锌的食物。

3.生活规律　保持生活规律，合理安排工作和休息时间，不要过度疲劳，注意避免久坐或骑车。

4.注意心理健康　情绪不稳定、焦虑、紧张等可能会影响前列腺的健康，保持心理健康有助于预防前列腺增生。

5.不乱用药　前列腺增生患者应该避免乱用药物，特别是抗生素类，因为这些药物可能会加重病情或导致其他副作用。

二、前列腺癌

▶ **病例资料**

患者，男，51岁，无任何不适症状，体检时发现PSA明显增高（9.950ng/ml，参考值＜4.000ng/ml）。MRI提示：前列腺外周带左前异常信号，除外占位性病变；前列腺增生；双侧腹股沟区多发小淋巴结。至上级医院进一步检查，复查PSA 6.357ng/ml，f-PSA 0.532ng/ml，f-PSA/t-PSA 0.08（参考值0.10～0.25）；基因检测：GSTP1，rs1695为A/A（参考值：C/C），提示高风险，其他检验结果均正常。前列腺超声提示前列腺稍大。

▶ **前列腺液检查**

1.前列腺液常规检查　乳白色，微浑，白细胞15～20个/HP，前列腺小体1＋/HP。

2.细胞学检查

（1）形态特征：涂片显示有核细胞少量，以中性粒细胞为主（占78%），巨噬细胞少量（占13%），基细胞及主上皮细胞偶见（占6%），尿路上皮细胞偶见。偶见异型细胞，该类细胞散在或细胞边界不清，胞质丰富，着灰蓝色，胞核大小不等，染色质致密。前列腺液细胞学检查见图5-18。

（2）细胞学提示：涂片偶见异型细胞，不除外肿瘤细胞，建议进一步明确。

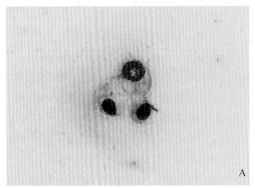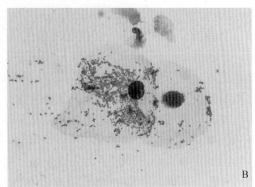

图5-18　前列腺液细胞学检查

A.细胞边界不清，胞质丰富，灰蓝色，胞核大小不等，染色质致密（瑞-吉染色，×1000）；B.鳞状上皮细胞黏附细菌，不除外污染（瑞-吉染色，×1000）

▶ **案例分析**

该患者既往健康，无任何症状，只是在年度体检时发现PSA结果增高，前列腺超声提示前列腺稍大，为排除前列腺炎症，行前列腺液细胞学检查，镜检时偶见异型细胞，所以建议临床进一步明确。因为早期前列腺癌无症状，所以定期健康体检十分重要，当PSA及f-PSA/t-PSA异常时，建议做其他相关检查，尽早排除潜在疾病，做到早发现、早诊断、早治疗。该患者的MRI结果提示前列腺左侧外周带占位，不除外肿瘤。病理活检提示前列腺腺泡腺癌，免疫组化：P504S（＋），CK34BE12（－），诊断明确。需要注意的是，考虑前列腺肿瘤时，前列腺按摩是禁忌证。

▶ **知识拓展**

前列腺癌起源于腺上皮。好发部位为外周带，起源于中央带的占5%～10%。肿瘤沿带间疏松组织迁延至精囊，沿神经侵犯至脊髓，浸润周围组织及经血行转移。

前列腺癌诊断需要多学科的综合分析。

（1）临床症状：早期前列腺癌常无症状，当肿瘤增大至阻塞尿路时，出现与前列腺增生症相似的膀胱梗阻症状，有逐渐加重的尿流缓慢、尿频、尿急、尿流中断、排尿不尽、排尿困难、甚至尿失禁，血尿不常见。晚期可出现腰痛、腿痛、贫血、下肢水肿、骨痛、病理性骨折、排便困难、少尿、无尿等症状。

（2）直肠指诊：是首要的诊断步骤，检查时要注意前列腺大小、外形、有无不规则结节，肿块的大小、硬度、扩展范围及精囊情况等。

（3）实验室检查：血清PSA是最重要的前列腺癌标志物，f-PSA/t-PSA比值＜0.15时，考虑前列腺癌；前列腺酸性磷酸酶敏感度较差；碱性磷酸酶增高者应注意是否有骨转移。晚期前列腺癌压迫双侧输尿管可致血肌酐、尿素氮及CO_2结合力降低。

（4）影像学检查：经直肠超声检查已经成为前列腺癌最常用的成像方法。应注意外周带所有的低回声病变并予以活检。

（5）组织病理活检：前列腺组织活检也依赖于活检标本的病理分析。在前列腺活检患者中发现有高级别上皮内瘤变或者不典型小腺腔增殖时，应随访。

三、前列腺癌骨髓转移

▶ 病例资料

患者，男，69岁，双侧后腰部疼痛，疼痛部位不固定，伴排尿不畅，夜尿增多，无明显尿频、尿痛，否认血尿，当咳嗽、排便时，后腰部疼痛加重。血清PSA＞100ng/ml（↑），f-PSA＞50ng/ml（↑）；全腹CT平扫示左下腹占位，前列腺增生肥大伴钙化，左侧精囊腺较对侧增大，后腹膜及盆腔数枚淋巴结稍大。入院后PET-CT示：前列腺增大伴FDG（脱氧葡萄糖）代谢分布不均，考虑恶性病变，建议行前列腺穿刺检查；腹主动脉及双侧髂血管旁（T_{11}平面以下）、双侧盆壁区、左侧腹股沟区多发FDG代谢增高灶，考虑多发淋巴结转移（较大者位于左侧髂外血管旁，大小约4.2cm×3.1cm）；所见骨骼密度不均伴弥漫性FDG代谢增高，考虑广泛骨转移。

临床诊断：结合患者症状、PSA、影像学及穿刺结果，考虑前列腺癌多发骨、淋巴结转移Ⅳ期。

▶ 骨髓涂片细胞学检查

1.形态特征　查见散在或成簇的小圆异型细胞增殖浸润，该类细胞胞体较小、胞质量少或无，色淡蓝，细胞边界不清，胞核类圆形、不规则形，核染色质粗糙不均，无核仁，部分胞核排列紧密（图5-19）。

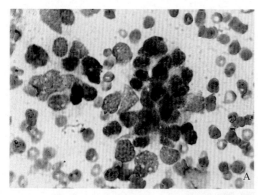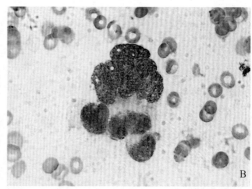

图5-19　骨髓穿刺涂片细胞学检查

A、B.细胞胞体较小、胞质量少或无，着色淡蓝，胞质融合，胞核类圆形、不规则形，核染色质粗糙不均，无核仁，部分胞核排列紧密（瑞-吉染色，×1000）

2.细胞学提示　骨髓可见异常细胞团，考虑转移癌细胞，建议进一步明确。

▶ 案例分析

患者1年前诊断为前列腺腺泡腺癌，按照一线治疗方案，化疗联合内分泌抗雄激素治疗。治疗1年后，患者发生骨髓抑制，全血细胞减少，为诊断是否为前列腺肿瘤细胞骨髓累及或化疗所致的骨髓抑制，行骨髓穿刺涂片细胞学检查，发现转移癌细胞。

▶ 知识拓展

前列腺癌病理类型较多，腺泡腺癌占比约97%，而其他类型的前列腺恶性肿瘤仅占3%。前列腺癌的治疗效果一般较好，当治疗效果不佳，且发生新发病灶时，可进行穿刺涂片，再次明确细胞病理类型或行基因检测，指导下一步治疗方案的选择。

四、前列腺炎伴前列腺腺管阻塞

▶ 病例资料

患者，男，44岁。于6个月前出现尿频、尿急症状，曾用药物（左氧氟沙星）治疗半个月，效果欠佳停药；6个月后再次就诊，症状加重，彩超检查提示前列腺增大伴钙化、膀胱壁毛糙；前列腺按摩未获得前列腺液，给予前列舒通胶囊、盐酸坦索罗辛缓释胶囊、左氧氟沙星等药物治疗半个月后，效果欠佳并停药；本次入院就诊，患者主述尿急、尿失禁、尿量少，白天及晚上均需穿纸尿裤，平时性生活时精液量少。按摩前列腺留取前列腺液量极少，前列腺按摩压痛明显。1周后按摩前列腺未获得前列腺液，送前列腺按摩后前段尿液常规＋细胞学检查。

▶ 前列腺液检查

1.前列腺液检查（1周前）

（1）前列腺液常规检查：前列腺液量极少，针尖大小，外观乳白色、微浑、黏稠；前列腺小体2＋/HP，白细胞15～20个/HP。

（2）细胞学检查：涂片显示有核细胞中等量，白细胞成团状，中性粒细胞84%，淋巴细胞1%，单核细胞1%，嗜酸性粒细胞1%，巨噬细胞10%，泡沫细胞1%，线索细胞2%；偶见淀粉样小体，黏液丝可见，偶见精子，查见细菌。细胞学检查见图5-20。

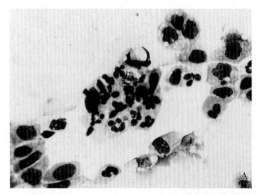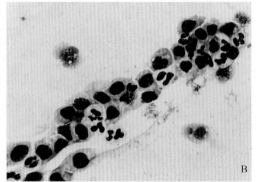

图5-20 前列腺液细胞学检查

A.中性粒细胞、巨噬细胞和嗜酸性粒细胞易见（瑞-吉染色，×1000）；B.大量巨噬细胞和中性粒细胞（瑞-吉染色，×1000）

细胞学检查提示有核细胞伴黏液丝增多，肿瘤细胞未见，请结合临床诊断。

2.前列腺按摩后前段尿液检查（1周后）

（1）常规检查：标本量约1ml，乳白色、微浑、有絮状物，黏稠；前列腺小体1＋/HP，白细胞30～35个/HP。

（2）细胞学检查：涂片有核细胞明显增高，白细胞聚集伴大量黏液丝呈条索状，中性粒细胞55%，淋巴细胞1%，单核细胞1%，嗜酸性粒细胞5%，巨噬细胞20%，泡沫细胞18%；偶见淀粉样小体和凋亡细胞。革兰染色：查见G⁻杆菌。细胞学检查见图5-21。

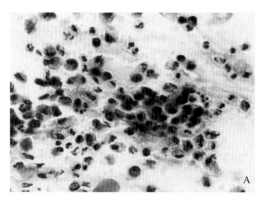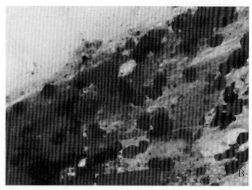

图5-21　前列腺按摩后前段尿液细胞学检查

A.中性粒细胞、巨噬细胞、泡沫细胞、嗜酸性粒细胞伴大量黏液丝聚集成团状（瑞-吉染色，×1000）；B.白细胞及黏液丝呈条索状，易见细菌（革兰染色，×1000）

细胞学检查提示白细胞聚集伴黏液丝增多，符合前列腺炎伴前列腺腺管阻塞，考虑前列腺炎伴前列腺腺管阻塞。

▶ 案例分析

患者出现尿急、尿频、尿失禁症状1年，多次就诊，治疗效果欠佳。两次前列腺按摩无前列腺液流出。彩超结果提示前列腺增大伴钙化，膀胱壁毛糙。结合临床症状及相关检查，临床考虑前列腺腺管阻塞。

前列腺腺管阻塞后，前列腺液和炎症分泌物就不能有效地排出，会出现前列腺部肿胀，若不及时确诊，病情严重可导致前列腺炎。该患者前列腺按摩后前列腺液量极少和未取出时，建议采用前列腺按摩后前段尿液做细胞学检查，镜检可见大量白细胞伴黏液丝呈条索状，细胞黏附聚集成团，巨噬细胞、泡沫细胞、嗜酸性粒细胞和凋亡细胞易见。

▶ 知识拓展

前列腺腺管阻塞一般是由前列腺炎引起的，可能原因是前列腺炎患者没有得到及时的治疗，也没有正常的性生活，不能把前列腺内的炎性分泌物及时排出去而导致前列腺腺管阻塞。前列腺腺管阻塞的症状主要是尿频、尿急、会阴部坠胀不适，治疗上首先应针对前列腺炎进行抗感染治疗，配合活血化瘀、清热利湿的中药或中成药，也可以每天进行温水坐浴、定期进行前列腺按摩、规律的性生活等，这些都有利于前列腺腺管的通畅，促使前列腺液的排出，从而促进前列腺炎症尽快恢复，改善临床不适症状。

参 考 文 献

［1］Karen. CC, Michael AP, 2021. 临床微生物学手册［M］. 12版. 王辉，马筱玲，钱渊，等，译. 北京：中华医学电子音像出版社.

［2］Berruti A，Mosca A，Porpiglia F，et al, 2007. Chromogranin A expression in patients with hormone naïve prostate cancer predicts the development of hormone refractory disease［J］. J Urol, 178（3）: 838-843.

［3］Eble JN，Sauter G，Epstein JI, 2006. 泌尿系统及男性生殖器官肿瘤病理学和遗传学［M］. 冯晓莉，何群，陆敏，等，译. 北京：人民卫生出版社.

［4］Fergusson, JD，Gibson EC, 1956. Prostatic smear diagnosis［J］. Br Med J, 1（4971）: 822-825.

［5］Herbut Pa，Fau - Lubin EN, 1947. Cancer cells in prostatic secretions［J］. J Urol, 57（3）: 542-551.

［6］Park JJ，Roudier MP, 2014. Prevalence of birefringent crystals in cardiac and prostatic tissues, an observational study［J］. BMJ Open, 4（7）: e005308.

［7］Juan Rosai, 2006. 罗塞和阿克曼外科病理学［M］. 9版. 回允中，译. 北京：北京大学医学出版社.

［8］Kench JG，Amin MB，Berney DM，et al, 2022. WHO Classification of Tumours fifth edition: evolving issues in the classification, diagnosis, and prognostication of prostate cancer［J］. Histopathology, 81（4）: 447-458.

［9］Mason mk, 1964. Cytology of the prostate［J］. J clin Path, 17: 581-590.

［10］Moch H，Humphrey PA，Ulbright TM，et al, 2016. WHO Classification of tumours of the urinary system and male genital organ［M］. Lyon: IARC Press.

［11］Papanicolaou GF，Marshall VF, 1945. Urine sediment smears as a diagnositic procedure in cancers of the urinary tract［J］. Science, 101（2629）: 519.

［12］Peters H，Young JD, 1951. Prostatic smear in cancer diagnosis［J］. J Am Med Assoc, 145（8）: 556-557.

［13］Motrich RD，Olmedo JJ，Molina R，et al, 2006. Uric acid crystals in the semen of a patient with symptoms of chronic prostatitis［J］. Fertility and Sterility, 85（3）: 751. e1-751. e4.

［14］Sung H，Ferlay J，Siegel RL，et al, 2021. Global Cancer Statistics 2020: GLOBOCAN estimates of incidence and mortality worldwide for 36 cancers in 185 countries［J］. CA Cancer J Clin, 71: 209-249.

［15］Thomas AS，Norman Y，Alan RH，et al, 1987. Prostate-specific antigen as a serum marker for adenocarcinoma of the prostate［J］. N Engl J Med, 317（15）: 909-916.

［16］Thompson H, 1871. Diagnosis by Examination of Urine in Obscure Forms of Urinary Disease［J］. Br Med J, 1（523）: 6.

［17］Tolkach Y，Kristiansen G, 2018. Is high-grade prostatic intraepithelial neoplasia（HGPIN）a reliable precursor for prostate carcinoma? Implications for clonal evolution and early detection strategies［J］. J Pathol, 244（4）: 389-393.

［18］白文俊，2022．现代男科学临床聚焦［M］．北京：科学技术文献出版社．

［19］柏树令，应大君，丁文龙，2013．系统解剖学［M］．8版．北京：人民卫生出版社．

［20］曹兴午，2006．前列腺液检查与临床意义［J］．中华检验医学杂志，29（12）：1152-1154．

［21］曹兴午，李宏军，白文俊，2012．精液脱落细胞学与睾丸组织病理学［M］．北京：北京大学医学出版社．

［22］陈东科，孙长贵，2011．实用临床微生物学检验与图谱［M］．北京：人民卫生出版社．

［23］陈森期，张朝贤，林海利，等，2003．肉芽肿性前列腺炎（附6例报告）［J］．临床泌尿外科杂志，（05）：278-279．

［24］崔志刚，孙鲜丽，2008．前列腺液检查与临床意义［J］．山西中医学院学报，（05）：49-50．

［25］董兴，陈继峰，2021．前列腺增生诊疗的研究进展［J］．中国当代医药，28（23）：45-48．

［26］段爱军，吴茅，2021．体液细胞学图谱［M］．长沙：湖南科学技术出版社．

［27］段爱军，袁保华，耿素萍，等，2002．前列腺液涂片细菌检查和细菌培养的相关性［J］．临床医学，22（6）：56-57．

［28］段爱军，王萍，肖波，2002．前列腺液制片技术改进［J］．河南医药信息，（1）：58．

［29］Wein，Novick，2009．坎贝尔-沃尔什泌尿外科学［M］．9版．郭应禄，周利群，译．北京：北京大学医学出版社．

［30］黄答，阮小豪，那溶，2021．《中国前列腺癌患者基因检测专家共识（2020年版）》解读［J］．泌尿外科杂志（电子版），13（4）：23-27．

［31］靳永胜，东冰，贾军琪，等，2021．合并前列腺结石的BPH患者结石成分分析及组织病理研究［J］．中华男科学杂志，27（9）：809-814．

［32］刘赛，王明帅，曹文，等，2021．经会阴与经直肠前列腺穿刺活检在前列腺癌诊断中的对比分析［J］．首都医科大学学报，42（3）：470-474．

［33］刘爽，袁仁斌，2022．前列腺穿刺活检技术的演变过程［J］．微创泌尿外科杂志，11（2）：139-143．

［34］卢洪洲，钱雪琴，徐和平，2017．医学真菌检验与图解［M］．2版．上海：上海科学技术出版社．

［35］倪语星，尚红，2011．临床微生物学与检验［M］．4版．北京：人民卫生出版社．

［36］王辉，任健康，王明贵，2015．临床微生物学检验［M］．北京：人民卫生出版社．

［37］魏建国，王诚，滕晓东，2016．对WHO前列腺癌伴神经内分泌分化诊断标准的解读［J］．中华病理学杂志，45（10）：727-730．

［38］夏薇，陈婷梅，王霄霞，2015．临床血液学检验技术［M］．北京：人民卫生出版社．

［39］罗春丽，刘成玉，2007．临床检验基础［M］．5版．北京：人民卫生出版社．

［40］闫立志，2019．尿液有形成分图谱新解及病例分析［M］．长沙：湖南科学技术出版社．

［41］叶定伟，朱耀，2019．中国前列腺癌患者基因检测专家共识（2019年版）［J］中国癌症杂志，29（7）：553-560．

［42］张卫星，常轲祎，王瑞，2017．前列腺液细菌培养及药敏结果分析［J］．河南医学研究，26（3）：392-395．

［43］中国抗癌协会泌尿男生殖系肿瘤专业委员会前列腺癌学组，朱耀，2018．中国前列腺癌患者基因检测专家共识（2018年版）［J］．中国癌症杂志，28（8）：627-633．

［44］中国临床肿瘤学会指南工作委员会，2021．中国临床肿瘤学会前列腺癌诊疗指南2021［M］．北京：人民卫生出版社．

［45］中华医学会泌尿外科学分会，中国前列腺癌联盟，2016．前列腺穿刺中国专家共识［J］．中华泌尿外科杂志，37（4）：241-244．

［46］中华医学会男科学分会慢性前列腺炎/慢性盆腔疼痛综合征诊疗指南编写组，2020．慢性前列腺

炎/慢性盆腔疼痛综合征诊疗指南［J］. 中华男科学杂志，28（6）：544-559.

［47］朱耀，2020. 中国前列腺癌患者基因检测专家共识（2020年版）［J］，中国癌症杂志，30（7）：551-560.

［48］邹杰鹏，彭佩丹，杜跃军，等，2022. 前列腺穿刺活检方法相关研究进展［J］. 中华男科学杂志，28（2）：167-172.

［49］邹仲之，李继承，2013. 组织学与胚胎学［M］. 8版. 北京：人民卫生出版社.

［50］黎智彪，黄莉，严共全，等，2016. 前列腺液pH值和枸橼酸含量在Ⅲ型前列腺炎诊断中的意义［J］. 中国当代医药，23（7）：26-28.

［51］彭成，徐祗顺，陈军，2009. 前列腺液枸橼酸测定对Ⅲ型前列腺炎的诊断意义［J］. 实用医药杂志，26（12）：8-9.

［52］张磊，倪莉，陈映鹤，等，2006. 慢性前列腺炎前列腺液中乳酸脱氢酶水平的检测及意义［J］. 中华男科学杂志，（5）：458-459.

［53］陈永昌，2009. CP患者前列腺按摩液中细胞因子及相关酶测定的临床意义［J］. 放射免疫学杂志，22（3）：224-227.

［54］赵枫，宋丹妮，洪莺，等，2019. 前列腺液NAP积分和血液PCT在各种慢性前列腺炎诊断中的应用［J］. 现代实用医学，31（3）：383-384，428，430.

［55］Jin X，Ji J，Niu D，et al，2022. Urine exosomal AMACR is a novel biomarker for prostate cancer detection at initial biopsy［J］. Front Oncol，12：904315.

［56］Fosså A，Berner A，Fosså SD，et al，2004. NY-ESO-1 protein expression and humoral immune responses in prostate cancer［J］. Prostate，59（4）：440-447.

［57］顾方六，2003. 现代前列腺病学［M］. 北京：人民军医出版社.

［58］王和，2011. 男科感染病学［M］. 北京：科学出版社.

［59］许蓬，2019. 高龄男性生育［M］. 北京：科学出版社.

［60］白文俊，2020. 男科疾病病例精解［M］. 北京：科学技术文献出版社.

［61］刘贵中，2023. 男人健康之路［M］. 天津：天津科学技术出版社.